Leben bis zuletzt –
Finalversorgung von Tumorkranken

Herausgegeben von

Hartmut Reiners, Eberhard Klaschik, Franco Rest

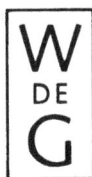

Walter de Gruyter
Berlin · New York 2001

Herausgeber

Dipl.-Ökon. Hartmut Reiners
Vorstandsvorsitzender der
LAGO Brandenburg e.V.
Leiter des Referats Grundsatzfragen der
Gesundheitspolitik und stellvertretender Leiter der
Abteilung Gesundheit im
Ministerium für Arbeit, Soziales, Gesundheit und
Frauen
Land Brandenburg
Berliner Straße 90
14467 Potsdam

Prof. Dr. med. Eberhard Klaschik
Leiter des Zentrums für Palliativmedizin
Malteser Krankenhaus Bonn-Hardtberg
Von-Hompesch-Straße 1
53123 Bonn

Prof. Dr. päd. Franco Rest
Dekan des Fachbereichs Sozialarbeit
Fachhochschule Dortmund
Emil-Frigge-Straße 44
44227 Dortmund

Die Deutsche Bibliothek – CIP Einheitsaufnahme

Leben bis zuletzt – Finalversorgung von Tumorkranken / hrsg. von Hartmut
Reiners .... – Berlin : New York : de Gruyter, 2001
ISBN 3-11-017183-X

Lektorat, Reproduktionen, Satz/Layout:
K. Handwerker, Wissenschafts-Lektorat & DTP
Service, Berlin.
Druck: Gerike GmbH, Berlin
Bindung: Lüderitz & Bauer GmbH, Berlin.
Einbandgestaltung: Rudolf Hübler, Berlin
Printed in Germany

Vorwort

Hartmut Reiners

Am 18. und 19. Februar 2000 fand die erste durch die Landesarbeitsgemeinschaft Onkologische Versorgung – kurz LAGO – organisierte landesweite onkologische Fachkonferenz zum Thema „Leben bis zuletzt – Finalversorgung von Tumorkranken" in Potsdam statt. Das Tagungsprogramm war, wie der Andrang bewies, auf großes Interesse gestoßen: Der Einladung der LAGO waren mehr als 160 Ärztinnen und Ärzte, Schwestern und Pfleger, psychosoziale Kräfte sowie andere Fachleute gefolgt.

Die Landesarbeitsgemeinschaft Onkologische Versorgung ist ein gemeinnütziger Verein, der 1993 auf Initiative des Ministeriums für Arbeit, Soziales, Gesundheit und Frauen des Landes Brandenburg gegründet wurde und es sich zum Ziel gesetzt hat, die Krebsprävention und die Vernetzung der onkologischen Versorgungsstrukturen im Land Brandenburg zu fördern. Die Zusammenarbeit aller an der Behandlung und Versorgung von Tumorkranken Beteiligten soll dabei optimiert werden. Realisiert wird dieses Anliegen durch gemeinsame Projekte sowie durch die direkte und regelmäßige Zusammenarbeit der in der LAGO organisierten Mitglieder. Dazu gehören u. a. die AOK für das Land Brandenburg, die IKK Brandenburg-Berlin, der Deutsche Berufsverband für Krankenpflege, die Landesärztekammer und die Kassenärztliche Vereinigung Brandenburg, die Landeskrankenhausgesellschaft, die Brandenburgische Krebsgesellschaft, das Gesundheitsministerium Brandenburg, die fünf on-

kologischen Zentren des Landes, verschiedene Selbsthilfeverbände und Kliniken sowie die Brandenburger Schmerztherapeuten.

Die LAGO hat sich in ihrer mehr als 6-jährigen Tätigkeit als erfolgreiches Projekt erwiesen, das in anderen Bundesländern mit großem Interesse beobachtet wird und zur Nachahmung auffordert. Wir können ohne falsche Bescheidenheit sagen, dass wir dabei sind, uns zu einem Markenzeichen brandenburgischer Gesundheitspolitik zu entwickeln. Zu unseren Erfolgen gehört die unter Federführung der LAGO realisierte „Rahmenvereinbarung" zur Sicherstellung der Finanzierung der fünf onkologischen Zentren. Als weitere Erfolgsbeispiele können unsere „Wegweiser Onkologie" genannt werden. Band I, „Krebs. Was kann ich tun?", ist Ende 1999 bereits in der 3. (aktualisierten) Auflage erschienen und wird von der Bevölkerung in großer Zahl bei der Geschäftsstelle angefordert. Band II, der eine Orientierungshilfe für medizinisches, pflegerisches und psychosoziales Fachpersonal bietet, steht seit Juli 2000 allen Interessierten zur Verfügung. Ein dritter Wegweiser, „Häusliche Krankenpflege von Tumorkranken" wird derzeit erarbeitet.

Die Arbeit der LAGO trägt bewusst dem Umstand Rechnung, dass die Probleme und Aufgaben, mit denen unser Gesundheitswesen konfrontiert wird, in zunehmendem Maße interdisziplinäres Arbeiten und Kooperieren erforderlich machen. Das Thema der Tagung - „Leben bis zuletzt - Finalversorgung von Tumorkranken" – macht dies in besonderer Weise deutlich. Bei einem sterbenden, krebskranken Menschen spielen die medizinische Behandlung und die pflegerische Betreuung eine ebenso große Rolle wie die psychosoziale Betreuung, und zwar nicht nur der Patienten, sondern auch ihrer Angehörigen. Es geht um den menschlichen Umgang mit einer tödlichen Krankheit, um Lebensqualität und Menschenwürde.

Die Tagung sollte dazu dienen, zentrale Aspekte aus diesem Bereich anzusprechen. Es wurden Themen wie „Medizin und Sterben", die „Pflege von Sterbenden" sowie die „Bedeutung der Kommunikation im Betreuungsteam und mit Sterbenden" erörtert. Weiterhin standen Vorträge zur „Netzwerkarbeit" im Zentrum der Veranstaltung. Man beschäftigte sich außerdem mit dem Sterben und dem Tod von Kindern, also Menschen, die eigentlich erst am Anfang ihres Lebens stehen. Ferner wurden Aspekte der Trauerarbeit und -bewältigung aufgezeigt.

An beiden Tagen hatten die Anwesenden außerdem Gelegenheit, an parallel stattfindenden Workshops teilzunehmen. Sie konnten sich über die Tumordokumentation im Land Brandenburg informieren, eine Bewältigungsmöglichkeit wie den Trauertanz kennenlernen oder über Einstellungen zu Leben und Tod sprechen. Die Tagung schloss mit einer Podiumsdiskussion zum Thema „Sterben und Tod – ein gesellschaftliches Tabuthema?". Im vorliegenden Tagungsband wird noch einmal ausführlich den Ergebnissen der einzelnen Vorträge und Workshops der Veranstaltung nachgegangen. Zusätzlich wurde ein Diskussionsbeitrag aus dem Bereich der Selbsthilfe, „Miteinander leben bis zuletzt", aufgenommen. Am Ende des Buches finden Sie eine kurze Auswertung der gesamten Veranstaltung.

Abschließend soll allen Referentinnen und Referenten für ihr Engagement und ihre Bereitschaft, an der Tagung mitzuwirken, gedankt werden. Es hat der Realisierung dieser Tagung sehr geholfen, dass einige Referenten freundlicherweise auf ihr Honorar verzichtet haben.

Weiterhin wäre die Veranstaltung ohne die Unterstützung von Pharmaunternehmen, der AOK für das Land Brandenburg, der IKK Brandenburg-Berlin sowie weiterer Sponsoren nicht durchführbar gewesen. Ihnen allen – insbesondere aber unserem Hauptsponsor und langjährigem Kooperationspartner, der Firma Mundipharma Limburg – gilt unser ausdrücklicher Dank.

Geleitwort

Herwig F. Schirmer

Die Landesarbeitsgemeinschaft Onkologische Versorgung Brandenburg e. V. hat sich um die Versorgung von Krebskranken im Land Brandenburg bereits in verschiedener Weise sehr verdient gemacht und zur Behandlung des wichtigen Themas „Sterben und Tod" viele Experten nach Potsdam geholt. Die große Resonanz auf die Einladung der LAGO zu der Veranstaltung „Leben bis zuletzt – Finalversorgung von Tumorkranken" zeigt, wie sehr dieses Thema die Menschen bewegt.

Obwohl die Betreuung todkranker Menschen in der öffentlichen Diskussion eher ein Tabuthema ist, wird doch immer stärker erkannt, dass der Umgang mit dem Sterben in unserer Gesellschaft nicht so ist, wie er sein sollte. Im Gegenteil: Nach wie vor sterben Menschen in vielen Fällen unter unwürdigen Umständen. Dabei sollte der Tod in der Gesundheitspolitik eigentlich ein selbstverständliches Thema sein. Denn es gehört zur simpelsten Logik unseres Daseins – und somit auch der Medizin –, dass alles, was geboren wird, auch stirbt. Aber wie stirbt es? Für die Medizin ist ein Sterben in Würde ebenso ein humanes Grundrecht wie ein möglichst gesundes Leben. Doch die Gesellschaft tut sich noch immer schwer mit dieser Selbstverständlichkeit, was allein schon daran deutlich wird, dass erst seit gut einem Jahr die Hospizversorgung im Aufgabenkatalog der gesetzlichen Krankenversicherung enthalten ist. Es ist nicht zuletzt den vielen Selbsthilfegruppen zu verdanken, dass sich die Gesundheitspolitik – wenn auch zögerlich – diesem Thema zuwendet. Die Hospizbewegung hat auch in Deutschland das verdrängte Thema Tod und Sterben in das gesellschaftliche Bewusstsein zurückgeholt. In Deutschland gibt es inzwischen 600 Hospizdienste, in denen Tausende Bürger schwerstkranken und sterbenden Menschen beistehen. Überall entwickelt sich die Zusammenarbeit zwischen Ehrenamtlichen und Professionellen.

Natürlich sind die Erfahrungen in der Hospizarbeit in Ost- und Westdeutschland sehr unterschiedlich, und die Hospizarbeit entwickelt sich im Osten anders als im Westen. Im Osten fehlt immer noch die ausgebaute und gut funktionierende Basis. In überwiegend ehrenamtlicher Arbeit sind vielfältige Initiativgruppen dabei, sich zu stabilisieren und eine Landesarbeitsgemeinschaft Hospiz zu gründen. Sie wollen ein auf die Bedürfnisse und Bedingungen des Landes Brandenburg zugeschnittenes Hospizkonzept entwickeln, das den hohen Ansprüchen an die Versorgung schwerstkranker und sterbender Menschen genügt. Den schwerstkranken Menschen soll ein selbstbestimmtes und menschenwürdiges Sterben ermöglicht werden – sei es in ihrer häuslichen Umgebung, sei es in Krankenhäusern oder Pflegeeinrichtungen.

Palliativmedizin und -pflege werden hierzulande – anders als in den angelsächsischen Ländern – immer noch stiefmütterlich behandelt. Es werden wohnortnahe Netzwerke gebraucht, in denen z. B. ambulant-ehrenamtliche Hospizdienste mit Hausärzten, Schmerztherapeuten, onkologischen Praxen, Krankenhäusern und Pflegeeinrichtungen eng zusammenarbeiten. Auch in Brandenburg, wo man über erste

Anfänge noch nicht weit hinausgekommen ist, muss gemeinsam daran gearbeitet werden. Dass darüber hinaus auch gesetzliche Rahmenbedingungen, aber z. B. auch Vergütungsvereinbarungen verbessert werden müssen, gehört zu den notwendigen Voraussetzungen für das Gelingen dieses Vorhabens. Ein Konsens der großen Partner in diesen Fragen würde hier große Fortschritte mit sich bringen.

Natürlich ist es verständlich, dass im Umgang mit Krebserkrankungen der Schwerpunkt auf Prävention und medizinische Behandlung gelegt wird. Jährlich erkranken in Deutschland schätzungsweise 340.000 Menschen an Krebs; rein statistisch ist fast jede dritte Familie von einer Krebserkrankung betroffen. Schon allein wegen dieser eher quantitativen Aspekte stehen lebenserhaltende Behandlungen im Vordergrund medizinischer und ärztlicher Arbeit. Doch die Medizin erfüllte ihren gesellschaftlichen Auftrag nur unvollkommen, wenn sie ausschließlich Krankheiten bekämpfen und behandeln würde. Sie hat auch die Aufgabe, Lebensqualität zu erhalten bzw. erst zu ermöglichen. Angesichts der wachsenden Dominanz chronischer und unheilbarer Krankheiten wird diese Aufgabe immer wichtiger.

Das Gesundheitswesen und auch die Gesundheitspolitik sind in ihrem Planen und Handeln immer noch zu stark auf den medizinischen Heilungsaspekt fixiert. Betreuung und Pflege kommen – trotz ihrer anerkannten Bedeutung – immer noch zu kurz. Es bleibt zu hoffen, dass sich dies kurzfristig ändern wird.

Ein ganz anderes Problem ist, dass sich dieses höchst menschliche Anliegen, schwerstkranken und sterbenden Menschen ein möglichst schmerzfreies und würdevolles Ende ihres Lebens zu ermöglichen, nicht in Gesetze zwingen lässt. Für Mitgefühl, uneigennützige Hilfe und Solidarität mit Sterbenden gibt es keine Paragraphen. Diese mitmenschlichen, ethischen und moralischen Werte müssen den nachwachsenden Generationen immer wieder neu vermittelt werden. Das erfordert neben der professionellen Arbeit auch unermüdliche ehrenamtliche Arbeit, die wie z. B. die Hospizarbeit aus der Bürgerbewegung hervorgeht. Beide Seiten – die Profession und das Ehrenamt – müssen zunehmend vernetzt, als Team organisiert und in diesem geleistet werden, also miteinander kooperieren. Es wäre zu wünschen, dass dieses Herangehen auch immer stärker in die Krankenhäuser und Altenheime hinein wirkte. Jedoch dürfen Ehrenamtlichkeit und Professionalität auch nicht überfordert werden. Kassen dürfen nicht die Jagd auf die besten Gesunden allein zum Maßstab machen, sondern müssen sich auch materiell um die schwierigere Lebensphase ihrer Versicherten kümmern.

Noch ist längst nicht alles vollkommen, kann nicht wirklich jedem sterbenden Menschen ein Leben bis zuletzt ermöglicht werden. Das ist ein Auftrag, der von der Politik allein nicht zu bewältigen ist und dessen Erfüllung der Mithilfe vieler bedarf – so nimmt er die Familien ebenso in Verantwortung dafür wie die Pflegeheime in die Pflicht. Das Land wird das ihm Mögliche und Machbare tun – z. B. den Aufbau regionaler Netzwerke unterstützen. Auch die Tagung hat einen wichtigen Schritt in diese Richtung dargestellt. Sie ist ein wichtiger Beitrag zur Gesundheitspolitik, weil sie ein wichtiges Thema öffentlich diskutiert und ins Bewusstsein der Menschen rückt. Das mag manchem unbequem sein – aber es ist notwendig, auch unbequeme Themen zu erörtern.

Verzeichnis der Autorinnen und Autoren

Aulbert, Eberhard, Prof. Dr. med.
Chefarzt der Abteilung für Innere Medizin
Evangelisches Waldkrankenhaus Spandau
Stadtrandstraße 555
13589 Berlin

Bergemann, Ernst
Vorstandsmitglied
Onkologisches Patientenseminar
Berlin-Brandenburg e. V.
c/o Charité Campus Virchow-Klinikum
Augustenburger Platz 1
13353 Berlin

Bödiker-Lange, Marie-Louise, Prof. Dr. phil.
Dipl.-Psych. Dipl.-Päd.
Lehrkraft der
Katholischen Fachhochschule Berlin
Köpenicker Allee 39–57
10318 Berlin

Bücher, Jan, Arzt
Rehazentrum Lübben/Kliniken Prof. Schedel
Fachklinik für Orthopädie und Onkologie
Postbautenstraße 50
15907 Lübben

Decker, Claudia
– examinierte Krankenschwester –
Gemeinschaftskrankenhaus Havelhöhe
Überleitungspflege
Kladower Damm 221
14089 Berlin

Dobroschke-Bornemann, Annette
Leiterin der Beratungsstelle für Trauernde
TABEA e. V.
Breitscheidplatz
10789 Berlin

Ehrlich, Jana, Dipl.-Soz.-Päd.
Projektkoordinatorin
LAGO Brandenburg e. V.
Mangerstraße 42
14467 Potsdam

Gastmeier, Knud, Dr. med.
Präsident des
Interdiziplinären Arbeitskreises
Brandenburger Schmerztherapeuten e. V.
Facharzt für Anästhesiologie
Karl-Marx-Straße 42
14482 Potsdam

Holfeld, Elisabeth, Dr. med.
Fachärztin für Kinderkrankheiten
Oberärztin in der
Klinik für Kinder- und Jugendmedizin
Carl-Thiem-Klinikum Cottbus
Thiemstraße 111
03048 Cottbus

Klaschik, Eberhard, Prof. Dr. med.
Leiter des Zentrums für Palliativmedizin
Malteser Krankenhaus Bonn-Hardtberg
Von-Hompesch-Straße 1
53123 Bonn

Kloke, Marianne, Dr. med.
Leiterin der Abteilung Schmerztherapie/
Palliativmedizin
Klinik und Poliklinik für Innere Medizin
(Tumorforschung)
Universitätsklinik Essen
Hufelandstraße 55
45122 Essen

Meyer, Hanns, Dipl. Math.
ehemals Koordinator am
Onkologischen Schwerpunkt Frankfurt
(Oder) e.V.
c/o Klinikum Frankfurt (Oder)
Müllroser Chaussee 7
15236 Frankfurt (Oder)

Möbius, Dagmar, Dr. med.
Leiterin der Abteilung Hämatologie/
Onkologie der
Klinik für Kinder- und Jugendmedizin
Carl-Thiem-Klinikum Cottbus
Thiemstraße 111
03048 Cottbus

Quehl, Adelheid, Dr. rer. nat.
Koordinatorin am
Tumorzentrum Potsdam e.V.
c/o Klinikum Ernst von Bergmann
Charlottenstraße 72
14467 Potsdam

Reich, Andreas, Dr.
Krankenhausseelsorger
Klinikum Frankfurt (Oder)
Müllroser Chaussee 7
15236 Frankfurt (Oder)

Reiners, Hartmut, Dipl.-Ökon.
Vorstandsvorsitzender der LAGO Brandenburg e.V.
Leiter des Referats Grundsatzfragen der Gesundheitspolitik und
stellvertretender Leiter der Abteilung
Gesundheit im Ministerium für Arbeit, Soziales, Gesundheit und Frauen Land
Brandenburg
Berliner Straße 90
14467 Potsdam

Rest, Franco, Prof. Dr. päd.
Dekan des Fachbereichs Sozialarbeit
Fachhochschule Dortmund
Emil-Frigge-Str. 44
44227 Dortmund

Schirmer, Herwig
Staatssekretär a.D.
ehemals Ministerium für Arbeit, Soziales,
Gesundheit und Frauen Brandenburg
Heinrich-Mann-Allee 103
14478 Potsdam

Schlömer-Doll, Ute, Dr. phil. Dipl. Psych.
Psychologische Psychotherapeutin
Praxis für Psychotherapie, Psychoonkologie,
Notfallpsychologie
Charlottenstraße 57
14467 Potsdam

Schnitzer, Jutta
Leiterin des
Hospizdienstes Christophorus e.V.
Manfred-von-Richthofen Straße 11
12101 Berlin

Seewald, Beate, Dipl.-Kffr.,
Geschäftsführerin
Rehazentrum Lübben/Kliniken Prof. Schedel
Fachklinik für Orthopädie und Onkologie
Postbautenstraße 50
15907 Lübben

Sehouli, Jalid, Dr. med.
Wissenschaftlicher Mitarbeiter
Klinik für Frauenheilkunde
Charité, Campus Virchow-Klinikum
Augustenburger Platz 1
13353 Berlin

Sillke, Evelyn
Tanzpädagogin
Dahlienweg 21
32791 Lage-Kachtenhausen

Suchy, Bernd, Dr. med.
Arzt für Innere Medizin/Hämatologie
Onkologische Schwerpunktpraxis
Müllerstraße 51
13349 Berlin

Tausch-Flammer, Daniela, Dr. phil.
Dipl.-Psych.
Praxis für Psychotherapie
Dieterlestraße 56
70469 Stuttgart

Thielking-Wagner, Gudrun, M.A. MPH
Soziologin, Gesundheitswissenschaftlerin
Geschäftsführerin der
LAGO Brandenburg e. V.
Mangerstraße 42
14467 Potsdam

Trabach, Tanja, Dr. med.
Oberärztin in der
Klinik und Poliklinik für Innere Medizin
(Tumorforschung)
Universitätsklinik Essen
Hufelandstraße 55
45122 Essen

Inhaltsverzeichnis

1 Eröffnungsvortrag: Lebensqualität im Zeichen des nahe bevorstehenden Todes – ganzheitliche Betreuung von Tumorpatienten in fortgeschrittenen Stadien

Eberhard Aulbert

Versucht man eine Definition der Lebensqualität, so könnte man sagen: Lebensqualität ist eine dem eigenen Lebensentwurf entsprechende Daseinsausfüllung. Offensichtlich stört gerade ein Mißverhältnis zwischen den Erwartungen des Patienten an das Leben auf der einen Seite und seiner tatsächlichen Realsituation auf der anderen Seite die Lebensqualität ganz besonders. Je größer die Abweichung von ihm empfunden wird, desto schlechter ist seine Lebensqualität.

Nach diesem Denkmodell kann die von dem Patienten erfahrene Lebensqualität auf zwei Wegen verbessert werden:

1) durch eine Verbesserung seiner aktuellen Situation, was eine möglichst umfassende Symptomkontrolle bedeutet;
2) durch eine realistische Korrektur (Adaption) seiner Erwartungen, was eine Unterstützung bei der Akzeptanz unabänderlicher Beschwerden und Behinderungen bedeutet.

Diese beiden Ziele kennzeichnen eine ganzheitliche Symptomkontrolle in der Palliativmedizin.

1.1 Symptombehandlung

Eine wirksame und konsequente Behandlung quälender Symptome ist die wesentliche Voraussetzung für Lebensqualität im Angesicht einer unheilbaren, chronisch fortschreitenden Erkrankung. Es zeigt sich, dass ungenügend behandelte Schmerzen und Symptome darüber hinaus ein wesentliches Hindernis bei der Krankheitsverarbeitung darstellen. Gelingt es im Rahmen der palliativmedizinischen Betreuung, einen möglichst geringen Grad an Behinderungen, Beschwerden und Leiden zu erreichen, ist es vielen Patienten möglich, auch eine Krankheitsbewältigung, eine Akzeptanz des schwächer werdenden Lebens und damit eine Hinnahme des bevorstehenden Sterbens zu erreichen.

Folgende quälende Symptome stehen – nach ihrer Häufigkeit geordnet – in der Palliativmedizin im Vordergrund:

- Schmerzen (70,3 %)
- Mundtrockenheit (67,5 %)
- Anorexie (60,9 %)
- Schwäche (46,8 %)
- Verstopfung (44,7 %)
- Luftnot (42,3 %)
- Übelkeit (36,2 %)
- Schlaflosigkeit (34,2 %)
- Schwitzen (25,3 %)
- Schluckbeschwerden (23,2 %)
- urologische Symptome: Harnretention, Dysurie, Pollakisurie (21,3 %)
- neuropsychiatrische Symptome: Agitiertheit, Desorientierung, Verwirrtheit, Krämpfe, Schwindel, Tremor, Sedierung (19,8 %)

- Erbrechen (18,5%)
- dermatologische Symptome: Juckreiz, Infektionen, allergische und toxische Reaktionen Decubitalulcera (16,3%)
- Dyspepsie (11,3%)
- Diarrhoe (7,6%)

Wie quälend und destruktiv derartige Symptome sein können, zeigt das folgende Zitat: „Ich habe jetzt ein unsagbares Verlangen nach dem Tod. Unvorstellbare Schmerzen und Höllenqualen. Geistige und physische Todesqual. Jede Hoffnung ist vergangen. Es bleibt nur noch die Sehnsucht nach dem Tod. Warum diese bittere Prüfung? Das Ende muss doch nicht immer so grausam sein."

Will man eine wirksame und umfassende Symptomkontrolle erreichen, so setzt dies die Berücksichtigung einer Reihe einfacher, aber wichtiger Grundsätze voraus:

1) Die Therapie sollte streng symptomorientiert sein. Bei Symptomen, die den Patienten nicht belasten oder mit denen der Patient sich arrangieren kann, müssen oft keine aufwendigeren Therapien eingeleitet werden. Mit erträglichen Einschränkungen und Belastungen kann man durchaus leben. Dies wird deutlich durch die Aussage von Betroffenen: „Ich habe Schmerzen, aber ich fühle mich eigentlich wohl." Wichtig ist es, sich in das subjektive Erleben des Patienten und dessen Wertung der Symptome einzufühlen, um ihm die richtige Therapieempfehlung geben zu können.

2) Kausale Symptomtherapie: Wo es beispielsweise hinsichtlich der Tumorerkrankung und der zur Verfügung stehenden Therapiemodalitäten möglich,

hinsichtlich der persönlichen Situation des Patienten sinnvoll sowie in Anbetracht der Belastungen und der Nebenwirkungen vertretbar ist, stellt auch in fortgeschrittenen Tumorstadien die direkte Therapie des Tumors (Bestrahlung, Chemotherapie) die wirksamste Möglichkeit der Symptombehandlung dar. Dies setzt jedoch gerade in der Palliativmedizin eine besonders kritische Abwägung der realistischen Behandlungschancen und der zu erwartenden Therapienebenwirkungen und -belastungen voraus. Dabei ist für jeden Patienten immer wieder neu zu entscheiden, ob es sinnvoll ist, weitere antineoplastisch Maßnahmen auszuschöpfen oder sich auf eine rein symptomatische, lindernde Behandlung zu beschränken.

3) Insbesondere in der Palliativmedizin gilt der Grundsatz, eine möglichst wirksame Palliation mit möglichst geringer Belastung des Patienten zu erreichen. Hier ist nicht der Ort, unkritischen und aufwendigen Omnipotenzphantasien nachzugehen. Zudem weckt eine belastende Maximaltherapie nicht selten falsche, da unrealistische Hoffnungen. Häufig wird ein Gewinn – gemessen an der Überlebenszeit oder an der Zeit bis zur erneuten Progression – durch eine zu hohe Toxizität der Therapie erkauft. Es kann hier ein derart offensichtliches Missverhältnis zwischen Behandlungsgewinn und -belastung entstehen, dass sich die provokative Frage aufdrängt: „Behandeln um jeden Preis?" bzw. „Ein gnadenloses Zuviel an Therapie?".

Vor einer Therapieentscheidung sollten daher die folgenden Fragen geklärt werden:

– Wie einschneidend darf eine Therapie sein, um was zu erreichen?
– Um welchen Preis kann eine Lebensverlängerung erreicht werden?
– Wie kann ich möglichst effektiv Schmerzen und Beschwerden lindern?
– Muss ich überhaupt therapieren?

4) Wichtig ist es, im Sinne einer ganzheitlichen Betreuung die Leidensschwelle anzuheben. Angst, Depression und Isolation sind unvermeidliche Leidensverstärker. Umgekehrt gelingt eine Leidensverringerung nicht nur durch eine sorgfältige Aufklärung und Angstlösung, sondern besonders auch durch eine sorgfältige supportive Betreuung. Von besonderer Bedeutung ist hier die Pflege. Die kontinuierliche einfühlsame pflegerische Betreuung ist unverzichtbarer Bestandteil der Symptomkontrolle.

5) Bevorzugung multimodaler Therapieansätze: Durch die Kombination verschiedener Therapieverfahren kann nicht nur das Wirkungsspektrum erweitert werden, sondern auch das Ausmaß der unvermeidbaren Nebenwirkungen und der Toxizität niedriger gehalten werden, als wenn eine einzelne Therapieform bis an die Toxizitätsgrenze „ausgereizt" wird.

6) Wichtig ist die Einbeziehung des Patienten und ggf. seiner Angehörigen in die Therapieentscheidungen. Der Grundsatz, die Behandlung mit dem Patienten selbst abzusprechen, gilt in besonderem Maße für die Entscheidungen, die ethische Probleme berühren. Die Frage, ob eine Therapie begonnen oder wieweit sie fortgesetzt werden soll, kann nicht ohne den Patienten selbst, und meist auch nicht ohne seine Angehörigen – entschieden werden. Ein individuelles, mit dem Patienten abgesprochenes therapeutisches Vorgehen schließt im Einzelfall jedoch auch die Möglichkeit eines Therapieverzichts mit ein.

7) Bestehen Unterschiede hinsichtlich der Einschätzung der Situation durch den Patienten und seine Angehörigen, so gilt, dass in erster Linie dem Patienten unsere verpflichtende Fürsorge gilt. In die manchmal abweichende Einschätzung von Angehörigen können eigene Wünsche und Interessen, aber auch Schuldgefühle oder Wiedergutmachungsbedürfnisse einfließen, die im Einzelfall sogar im Widerspruch mit den Interessen des Kranken stehen können. Hier ist es besonders wichtig, die eigentlichen Interessen des Patienten herauszufinden.

1.2 Hilfe bei der Krankheitsverarbeitung und -bewältigung, d.h. bei der Akzeptanz der unabänderlichen Faktoren durch den Patienten

„Obwohl das Leben jetzt manchmal schmerzhaft und schwierig für mich war, so war es doch nie unerträglich gewesen, und was davon verblieben war, wurde mir unendlich viel kostbarer, seit ich wusste, dass es bald zu Ende gehen würde."

Wie anfangs aufgezeigt, gehört zu einer ganzheitlichen Symptomkontrolle die Hilfe und Unterstützung bei der Krankheitsverarbeitung und -bewältigung im Sinne einer Akzeptanz der unabänderlichen Krankheitssymptome und Behinderungen. Eine Akzeptanz der Erkrankung, ihrer unabänderlichen Folgen und des absehbaren Sterbens ist nur bei weitgehender Beschwerdefreiheit realisierbar.

Die Unterstützung bei der Krankheitsverarbeitung und -bewältigung zielt im Wesentlichen auf die Bearbeitung von Verlusten, auf die Hilfe bei notwendigen Verzichtsleistungen und auf den Beistand bei der Trauerarbeit.

„Als eine vom Tode Gezeichnete bin ich mit dem sicheren Wissen belastet, dass ich nicht nur einen Menschen verlieren werde, sondern alle und alles, was mir lieb und teuer ist. Das ist das Schlimmste, wenn man sterben muss."

Das subjektive Krankheitserleben und die subjektive Wertung der unabänderlichen Behinderungen und Einbußen bestimmen entscheidend die Krankheitsverarbeitung und -bewältigung – und somit die Lebensqualität. Leben kann trotz Behinderung durchaus Werte haben: Es ist alles eine Frage des Erlebens, eine Frage der Bewertung.

So erleben wir immer wieder, dass oft gerade nicht der, der alles hat, echte Lebensqualität und -freude erfährt, sondern der, der weiß und sich darüber freuen kann, was er noch hat.

Mit erträglichen Verlusten leben zu lernen und (bei aller Trauer über das Verlorene) einen Blick dafür zu gewinnen, was noch erhalten ist – dies ermöglicht Lebensqualität, und hier ist auch der Ansatzpunkt für eine Hilfestellung im Sinne einer ganzheitlichen Symptomkontrolle zu finden.

Es gibt Menschen, die ihre Krankheit oder Behinderung als eine Aufgabe ansehen, die bewältigt werden muss. Sie sehen möglicherweise in ihr eine Chance zur Besinnung, eine Chance zum Ordnen ihres Lebens – und am Ende auch zur Vorbereitung auf das Ster-

ben. Es können hierdurch verborgene seelische Kräfte und Aktivitäten freigesetzt und durch diese eine Reifung und Erfüllung des Lebens möglich werden.

Wir erfahren von solchen Patienten, dass sie infolge der Krebserkrankung für sich neue Sinn- und Wertvorstellungen erkannt haben:

– insbesondere in der Beziehung zu anderen Menschen
– in den Erwartungen an das Leben
– in den neu gewonnenen Fähigkeiten, Prioritäten zu setzen und
– Wichtiges von Unwichtigem zu unterscheiden

„Ich lernte diese Krankheit als einen Teil meiner Person zu akzeptieren, meine körperliche Reduzierung nicht als eine Minderung des Wertes meiner Person zu erleben. Mehr und mehr wurde meine Krankheit zu einem Stadium des persönlichen Lernens und Wachsens, zu einer Reise zu mir selbst, zu neuen Erfahrungen und Erkenntnissen."

„Seitdem ich den Tod zu verstehen suche und ihn zu akzeptieren beginne, empfinde ich jeden Moment meines Lebens bewusster. Zeit hat für mich eine andere Bedeutung erhalten. Das Leben in der Gegenwart bestimmt seitdem mein Denken und Handeln."

Welche Faktoren erschweren und verhindern nun eine Krankheitsverarbeitung und -bewältigung? Eine der schlimmsten Folgen einer unheilbaren Erkrankung ist der Abbau des Selbstwertgefühls durch die Erkrankung und die damit verbundenen Behinderungen. Eines der wichtigsten Ziele einer ganzheitlichen Symptomkontrolle ist die Verhinderung dieses Abbaus des Selbstwertgefühls.

Der Verfall des Selbstwertgefühls wird durch verschiedene Faktoren verstärkt:

1) Im Verlaufe der Erkrankung erlebt der Patient in der Regel eine zunehmende Isolierung von der Umwelt und von seinen Freunden. Ursache hierfür ist einerseits ein depressiver Rückzug des Betroffenen selber, andererseits die Mobilisierung von Ängsten in seiner Umgebung: „Krebs ist nicht gesellschaftsfähig. Es ist einfach kein Thema. Wenn jemand einen Herzinfarkt hat, dann wird darüber gesprochen. Aber bei Krebs – da fängt das große Schweigen an."

2) Die Begegnung mit der angsterzeugenden, überwältigenden Maschinerie der Medizin ruft ein Gefühl der Hilflosigkeit und des Ausgeliefertseins hervor: „Nur noch Apparate um mich herum, kein Mensch, Besuch nur noch durch die Fensterscheibe im Strahlenbunker. Und die Ärzte, die ab und zu mal da waren, die waren zwar gut in ihrem Fach, aber auf das Menschliche sind sie überhaupt nicht eingegangen."

3) Die Angst vor dem ungewissen Ausgang der Erkrankung, die Angst vor Untersuchungsergebnissen, die Angst vor unverstandenen Therapien führt zu einem starken Abbau des Selbstwertgefühls. Dies ist insbesondere bei nicht aufgeklärten oder nur mit ungenügendem Wissen über ihre Krankheit allein gelassenen Patienten der Fall. Eine besonders fatale Rolle spielt hier die oft zu beobachtende Überdiagnostik in der Onkologie. Es wird immer wieder übersehen, dass man den Patienten durch fortlaufende (und oft unnötige) Diagnostik in permanenter Angst halten kann. „Der Gedanke an den unseligen Blutwert hielt mich gefangen. Es ging mir gut, wenn

die Werte sanken. In der Zwischenzeit war ich nervös und unruhig. Auf mein wirkliches Befinden habe ich nur noch am Rande geachtet. Ich starrte auf diesen Wert wie ein Kaninchen auf die Schlange."

Folgende Möglichkeiten einer Hilfestellung zur Verhinderung dieses Abbaus des Selbstwertgefühls sind von Bedeutung:

– eine sorgfältige, ausgewogene Aufklärung,
– das Anbieten einer einfühlsamen Beziehung
– der Abbau von Ängsten
– das Aufzeigen von Ansatzpunkten für Hoffnung
– psychosoziale Unterstützung
– psychotherapeutische Hilfen
– Trauerbegleitung

1.3 Aufklärung – Wahrhaftigkeit am Krankenbett

Wesentliche Voraussetzung der Verhinderung dieses Abbaus des Selbstwertgefühls ist eine sorgfältige und ausgewogene Aufklärung. Leider werden aus dem Gefühl heraus, man müsse den Patienten schonen, bisweilen wesentliche Informationen zurückgehalten. Dies kommt dem Patienten jedoch nur scheinbar entgegen und bringt die Gefahr mit sich, dass zu einem späteren Zeitpunkt die Glaubwürdigkeit des Arztes verloren geht. „Was mich am meisten beeinträchtigt hat, war die mangelnde Offenheit der Ärzte. Ich habe gemerkt, dass sie Angst hatten, über die Krebskrankheit zu sprechen. Sie dachten vielleicht, sie bereiten mir Traurigkeit oder Schwierigkeiten damit. Aber ich habe diese Angst als Distance erlebt. Ich spürte, dass sie mit etwas hinter dem Berge hielten. Das verunsicherte mich zutiefst."

Die so genannte „schonende Lüge" am Krankenbett verurteilt den Patienten zur Unmündigkeit und zur Einsamkeit in seiner Krankheit. Der Arzt muss sich klar machen, dass von seinem Aufklärungsverhalten wesentlich abhängen kann, wie sich der Patient mit seiner unheilbaren Krankheit auseinandersetzt und die ihm verbleibende Lebenszeit positiv gestaltet: Eine mangelnde oder fehlende Aufklärung betrügt den Patienten um die Möglichkeit, die verbleibende Lebenszeit noch sinnvoll und wertvoll zu nutzen, letzte Dinge zu regeln und sein Leben bewusst abzuschließen.

Das folgende Zitat bringt dies noch einmal deutlich zum Ausdruck: „Ungenügende Aufklärung kann Diebstahl am Leben sein."

1.4   Anbieten einer einfühlsamen Beziehung

Das Anbieten und Aufbauen einer vertrauensvollen, einfühlsamen, solidarischen Beziehung ist das Wichtigste in der Betreuung des chronisch Krebskranken überhaupt und stellt eine wesentliche Grundlage für die ganzheitliche Symptomkontrolle dar. Mit „solidarisch" ist in diesem Zusammenhang jene Gemeinsamkeit gemeint, die in dem Wissen liegt, dass man selber auch jederzeit Betroffener einer schicksalhaften Erkrankung sein könnte.

Es ist klar: Wir können dem unheilbar Kranken den Schmerz, dass er an dieser unheilbaren Erkrankung wird sterben müssen, nicht ersparen. Wir können ihm die Trauerarbeit darüber, dass er alles verlieren wird, was ihm

lieb und wertvoll war und ist, nicht abnehmen. Die einzige Hilfe, die wir ihm geben können, ist, ihn auf diesem Weg nicht allein zu lassen. Das Angebot einer derartigen Begleitung hilft dem Patienten, die notwendige Trauerarbeit hinsichtlich des Verlorenen zu leisten und den Blick für das Verbliebene zu stärken. Wie deprimierend es ist, wenn der Arzt sich zurückzieht, zeigt das folgende Zitat: „Eines Tages hatte mein Arzt plötzlich keinen Termin mehr für mich frei. Ich begann zu verstehen, dass seine Zeit aufgespart werden muss für Patienten, denen ein Eingriff Heilung bringen kann. Damals wurde mir bewusst, dass ich zu denen gehörte, bei welchen die ärztliche Kunst versagte. Vielleicht hatte der Arzt auch Schwierigkeiten, dem Tod oder seiner sterbenden Patientin ins Auge zu blicken. Ich erinnerte mich an andere Patienten, die davon gesprochen hatten, dass sie von ihrem Arzt im Stich gelassen worden waren und welche Hilflosigkeit und Hoffnungslosigkeit die Folge waren. Ich verstand."

1.5   Abbau von Ängsten

Tod und schwere Krankheit gehören heute nicht mehr zu den selbstverständlichen Lebenserfahrungen. Sie werden aus unserem Leben ausgeklammert. Hierdurch werden sie zu etwas Unfassbarem und Bedrohlichem. Das weckt Ängste. Die Folge davon ist eine Tabuisierung der Erkrankung, die den Betroffenen isoliert, seine Ängste verstärkt und die Krankheitsverarbeitung und -bewältigung erschwert. „Angst ist möglicherweise der ärgste Feind. Angst vor ungestillten Schmerzen und Leiden, Angst, die Kontrolle zu verlieren, Angst, zu einer physischen, seelischen oder finanziellen Belastung für diejenigen zu werden, die wir lieben."

Die schlimmste Angst ist die, die nicht ausgesprochen wird. Wenn der Patient Angst hat, diese jedoch nicht zulässt, wird er stärker unter Spannung stehen und auch seine Isolation wird sich vergrößern. Das vom begleitenden Arzt angebotene offene Gespräch über diese Ängste entlastet den Betroffenen.

Angst auszusprechen reduziert Angst. In der Situation „unaussprechlicher" Not und Angst eines von einer lebensbedrohlichen Krankheit Betroffenen wird allein schon das Erleben, dass der Arzt diese Nöte und Ängste ausspricht, von dem Patienten als Befreiung empfunden.

1.6 Aufzeigen von Ansatzpunkten für Hoffnung

Wichtigster Faktor, ohne den Lebensqualität in dieser Situation überhaupt nicht möglich wäre, ist dabei die Hoffnung. „Die Hoffnung stirbt nicht. Für uns Betroffene wandelt sie sich nur ein wenig von Zeit zu Zeit. [...] Im Anfangsstadium der Krankheit hoffte ich, dass sie sich nicht ausbreiten würde. Aber sie hat sich ausgebreitet. Inzwischen ist die Hoffnung etwas anders: Für mich bedeutet Hoffnung, dass ich im nächsten Frühjahr vielleicht wieder in meinen Garten hinaus komme und die Blumen blühen sehen werde. [...] Hoffnung hat mich im letzten Herbst bewogen, in meinem Garten die Zwiebeln zu setzen, obwohl ich in den mitleidigen Blicken der Leute las: Warum machen Sie sich die Arbeit? Sie wissen doch, dass Sie es nicht mehr erleben werden."

Die Hoffnung wandelt sich mit dem Fortschreiten der Erkrankung. Der Patient vollzieht entsprechend seiner fortschreitenden Er-

krankung eine Anpassung der Erwartungen, mit Hilfe derer er die Hoffnung und die Erwartungen der jeweiligen Situation und dem jeweils noch Erreichbaren angleicht:

– ist es beispielsweise zuerst die Hoffnung, dass sich die Diagnose Krebs nicht bestätigt
– so wird es dann die Hoffnung, dass die Therapie Erfolg haben möchte
– oder auch nur, dass die Krankheit nicht so schnell fortschreiten möge.
– Hoffnung kann zu einem späteren Zeitpunkt auch der Wunsch sein, dass die Krankheit nicht von quälenden Schmerzen begleitet sein möge
– oder am Ende, dass man in seiner letzten Stunde nicht allein sein möge.

So wird Hoffnung auch noch in der größten Beschränktheit möglich. Dabei wirkt Hoffnung unabhängig davon, sich erfüllen zu müssen.

Auf diese Weise birgt jede der genannten Hoffnungen ein Stück Lebensqualität in sich und muss gezielt gefördert werden. Die schrittweise Adaptation der Erwartungen und Hoffnungen impliziert auch eine schrittweise Krankheitsbewältigung. Dieser Prozess kann durch den begleitenden Arzt gefördert, aber auch erschwert werden.

Es sollte nicht übersehen werden, dass sich die Hoffnung des Kranken nicht ausschließlich auf die Prognose der körperlichen Erkrankung bezieht. Für ihn ist vielfach das Erleben des eigenen Wertes, die Aufrechterhaltung der Integrität seiner Person und das Einbezogensein in die Gemeinschaft der anderen besonders entscheidend. Wird diese Hoffnung aufgegeben, so führt das zum Erleben von Wertlosigkeit und Verlassensein.

Kranke fürchten diesen sozialen Tod oft mehr als den physischen. „Dass es Menschen gibt, die liebevoll zu mir sind, mich achten und mich mit meiner Krankheit annehmen, hilft mir, mich selbst gern zu haben und mit meinen Schwächen zu akzeptieren. Ich fühle mich geborgen und kann mich mit meinen Ängsten, Sorgen und Schmerzen offen zeigen, ohne mich zu schämen oder verteidigen zu müssen."

1.7   Psychotherapeutische Hilfen

Eine der wesentlichen Grundlagen für die Krankheitsverarbeitung und -bewältigung ist eine tragfähige Beziehung zu den Angehörigen und den nächsten Bezugspersonen. Hierbei besteht immer die Sorge, ob diese Beziehung für die Belastungen stabil genug ist, also ob der Partner die eingetretene Veränderung kompensieren kann.

In der Regel bedeutet eine unheilbare Erkrankung auch für die Angehörigen eine schwere Krise. Oft treten massive Kommunikationsstörungen auf. Vorher bestehende Spannungen und Familienkonflikte können in Form von Aggressionen oder Schuldgefühlen aufbrechen. Dies kann den Kranken sehr belasten und sich negativ auf die Krankheitsbewältigung auswirken. Hier können eine einfühlsame psychische Betreuung des Patienten und eine Mitbetreuung seiner Angehörigen durch den Arzt, aber auch durch den Seelsorger und gegebenenfalls durch den Psychotherapeuten hilfreich sein.

Das offene Gespräch innerhalb der Familie auch über Ängste, Verzweiflung und Traurigkeit hilft, die Situation besser zu bewältigen. Es vermittelt Nähe, Wärme und gefühls-

mäßige Unterstützung. Durch eine derartige verstärkte Zuwendung wird dem Betroffenen signalisiert, dass er nicht im Stich gelassen wird. Dies beugt einem depressiven Rückzug und einer Isolierungstendenz vor und stellt eine wesentliche Stütze der psychischen Ebene von Lebensqualität dar. „Ich habe erfahren, dass unsere Beziehung noch ein Stück dichter geworden ist durch diese Gefahr der Krankheit und des Todes. Auch mit unseren Kindern habe ich erlebt, dass unsere Beziehung durch die gemeinsame Bedrohung enger geworden ist, ein Stück wesentlicher."

1.8   Trauerbegleitung in der palliativmedizinischen Situation

Ist bei einem Patienten abzusehen, dass er bald in die Sterbephase eintritt, ist es wichtig, dass das betreuende Team bereits frühzeitig das Familiensystem des Betroffenen hinsichtlich der später zu erwartenden Trauersituation einschätzt und analysiert. Wichtig sind hierbei folgende Fragen:

- Wer hat die Leitfunktion in der Familie inne?
- Wer ist die Bezugsperson mit dem engsten Vertrauensverhältnis zu dem Sterbenden?
- Wer wird von dem Verlust besonders betroffen sein?
- Wer hat besondere zusätzliche Belastungen oder andere Verluste zu tragen?
- Wie lässt sich die Schwere des Verlustes für einzelne Familienmitglieder mildern bzw. ertragbar machen?
- Wo bestehen im eigenen Umfeld der Familie Ressourcen, die eine Unterstützung bei der Trauerarbeit anbieten?

Eine wichtige Aufgabe für das begleitende Team ist es, Abschiedsprozesse zwischen Angehörigen und Patienten zu unterstützen und aufzufangen. Eine besondere Schwierigkeit tritt auf, wenn sich bei langer, schwerer Krankheit mit vorhersehbarem und erwartetem Tod des Kranken bei den Angehörigen eine „antizipatorische Trauer" einstellt, die gewissermaßen den Tod schon vorweg nimmt. Dies kann ein frühzeitiges bzw. vorzeitiges Loslösen von dem Sterbenden zur Folge haben – was für diesen nicht unproblematisch ist, da er sich dadurch oft allein gelassen und aufgegeben fühlt. Er stirbt den sozialen Tod gewissermaßen schon vor dem physischen Tod.

Es sollte nicht vergessen werden, dass auch die Betreuer selbst durch den Tod eines möglicherweise lange betreuten Patienten einen Verlust erleiden und nicht selten einer Hilfestellung bei der eigenen Trauer bedürfen. Für die Betreuer ist die Situation besonders schwierig, da der Tod des Patienten auf Seiten des Behandlungsteams nicht selten mit Gefühlen der Schuld und des Versagens verbunden ist. Es kann heute sicher nicht mehr gelten, dass sich „Professionalität" und „Trauerreaktion" der Betreuer gegenseitig ausschließen. Vielmehr besteht eine enge Beziehung zwischen einer emotionalen, dem Patienten zugewandten, empathischen Betreuung und einer natürlichen Trauerreaktion auch seitens der Betreuer.

1.9 Krisenverarbeitung als Lernprozess

Einen Patienten auf dem Weg seiner Krankheit zu begleiten und ihm dabei zu helfen, die unheilbare Erkrankung zu bewältigen und sie zu akzeptieren, ist eine der persönlichsten Aufgaben, die uns in der Palliativmedizin gestellt sind, berührt sie doch die tiefsten eigenen Ängste vor dem Sterben. Die Begleitung eines Patienten in der Auseinandersetzung mit seiner Krankheit stellt daher auch für uns selbst nicht selten einen Lernprozess dar. So kann das Erleben eines Kranken, dem es gelingt, sein Leiden und Sterben als einen Teil seines Lebensweges zu akzeptieren, auch für den Begleiter zu einem Trost und einer Bereicherung werden.

Der von einer unheilbaren progredienten Krankheit Betroffene entwickelt – oft im Gegensatz zum Begleitenden – eine Kompetenz, die eine Antwort auf letzte Lebensfragen geben kann. So verkehrt sich das Verhältnis: Die Leidenden werden zu Lehrenden, die Nichtleidenden zu Lernenden oder zumindest zu Lernbedürftigen. Palliativmedizin hat also eine Dimension wechselseitigen Lernens.

2 Ausgewählte medizinische, pflegerische und psychosoziale Aspekte bei der Versorgung und Betreuung von Tumorkranken in der Finalphase

Marianne Kloke, Tanja Trabach

2.1 Medizin und Sterben

2.1.1 Häufige Symptome der Finalphase maligner Erkrankungen

2.1.1.1 Grundsätze

In der Finalphase einer malignen Tumorerkrankung sollten alle medizinischen Bemühungen ausschließlich dem Erhalt der Lebensqualität und der Menschenwürde des Patienten dienen. Invasive oder bildgebende diagnostische Maßnahmen sollten nur dann ergriffen werden, wenn sich aus ihnen eine therapeutische Konsequenz ergibt, deren Erfolg die durch die Untersuchung bedingte Belastung rechtfertigt. Die Einschätzung des Zustandes des Patienten muss sich somit im Wesentlichen auf eine genaue Inspektion und Patientenbefragung, eine sorgfältige körperliche Untersuchung sowie auf eine differentialdiagnostische Bewertung unter Zuhilfenahme der Krankengeschichte stützen.

Klinisch ist die Finalphase maligner Erkrankungen durch die Häufung und den raschen Wechsel von Symptomen charakterisiert. Deren medikamentöse Behandlung wird zudem durch geänderte pharmakokinetische und pharmakodynamische Bedingungen infolge progredienten Organversagens, pathologischen Hydrierungs- und Eiweißverhältnissen erschwert. Zunehmende Bewusstseinseintrübungen machen darüber hinaus oft die Umstellung von der oralen auf eine parenterale Therapie notwendig. Diese erfolgt im Regelfall kontinuierlich subcutan über eine mit Verbandsfolie fixierte Venenverweil-, Flügel- oder Spezialkanüle mit mehreren Tagen Liegedauer. Nur bei bereits vorhandenem stabilem venösem Dauerzugang – z. B. Port – kann dieser zur intravenösen Gabe von Analgetika etc. genutzt werden. Wesentlich ist hierbei die Beachtung der geänderten Bioverfügbarkeiten und häufig auch der unterschiedlichen Wirkdauer der applizierten Substanzen.

In der Endphase eines malignen Tumorleidens bilden sich darüber hinaus häufig definierte Symptomenkomplexe aus, für deren Therapie sich auf Grund klinischen Erfahrungswissens Empfehlungen für Behandlungsregime formulieren lassen.

2.1.1.2 Inoperable enterale Obstruktion (Ileus)

Eine enterale Obstruktion kann im Rahmen einer malignen Erkrankung sowohl durch einen stenosierend wachsenden Tumor als auch durch eine Kompression des Darmes von außen bedingt sein. In der Finalphase ist dabei eine operative Intervention aufgrund des fortgeschrittenen Lokalbefundes oder des reduzierten Allgemeinzustandes des Patienten häufig nicht mehr möglich. Im Zentrum steht die

Symptomkontrolle von Schmerzen, Übelkeit und Erbrechen sowie die Vermeidung von Miserere. Ein Überleben des Patienten im Stadium der inoperablen gastrointestinalen Obstruktion ist bei ausreichender Lebensqualität über viele Tage bis einige Wochen möglich. Bei adäquater antisekretorischer Therapie kann oft auf das Anlegen einer Magensonde bzw. drainierenden PEG verzichtet werden, falls der Patient das ein- bis zweimalige Erbrechen am Tag toleriert.

Treten im Rahmen des Ileus Schmerzen auf, werden diese mit Opioiden (subcutan oder bei stabilem Zugang auch intravenös) in adäquater Dosierung behandelt. Weist der Schmerz einen kolikartigen Charakter auf, ist eine Ergänzung der Opioidmedikation durch Metamizol (6g/d) oder das gleichzeitig antisekretorisch wirkende (60–80 mg/d) sinnvoll. Zur Sekretionshemmung kommen zunächst N-Butylscopolamin oder transdermales Hyoscin (1 bis 3 Pflaster alle 72 h) zur Anwendung. Wesentlich ist hierbei, die tägliche Infusionsmenge auf ein Minimum (250–500 ml) zu beschränken, was eine gute Aufklärung des Patienten und seiner Familie erfordert (z. B. ist Durst mehr eine Funktion der Mundtrockenheit denn des Hydratationszustandes: Angst vor dem Verdursten/Verhungern thematisieren). Durch das ebenfalls antisekretorisch wirksame Octreotid (0,5–2 mg alle 6 h) kann bei proximal lokalisiertem Ileus eine Volumenentlastung des Darmes erzielt werden. Gleiches gilt für die Wirkstoffgruppe der Protonenpumpenhemmer. Kommt es im Rahmen eines Ileus zu Übelkeit und Erbrechen, können Dimenhydrinat (0,5–1 g/d), Cyclizin, Scopolamin (transdermal oder s.c.), Haldol und Kortikoide (großzügig!) indiziert sein.

2.1.1.3 Akute Atemnot

Luftnot ist ein häufiges und sehr belastendes Symptom terminaler Tumorpatienten. Die Inzidenz beträgt in der Finalphase etwa 30–40 %, bei Bronchialkarzinomen wird sie mit bis zu 70 % angegeben. Zur symptomatischen Therapie sind initial beim opioidnaiven Patienten 5–10 mg Morphin i.v./s.c., beim opioidgewöhnten Patienten 10–20 % der Tagesdosis des jeweiligen Opioids indiziert. Im weiteren Krankheitsverlauf wird die Dosis in Abhängigkeit von der klinischen Symptomatik gesteigert. Zur Therapie der häufig mit der Atemnot einhergehenden Angst oder Panik des Patienten haben sich Lorazepam (auch s.l. verfügbar) und Midazolam (als Kurzinfusion) bewährt. Die Cheyne-Stokes-Atmung des bewusstlosen Patienten erfordert keine Therapie, wohl aber die einfühlsame Aufklärung der Angehörigen. Das oft mit der Dyspnoe einhergehende „terminale Rasseln" kann durch die Gabe von N-Butylscopolamin (10–30 mg alle 6–8 h s.c. oder i.v.) oder transdermalen Hyoscin (1 Pflaster alle 72 h) ausreichend beherrscht werden.

2.1.1.4 Neuropsychiatrische Symptome

In der Finalphase des Tumorpatienten treten in etwa 30 % der Fälle delirante Zustände (Verwirrtheit, Desorientierung und Halluzinationen) auf. Vor der Einleitung einer symptomatischen Therapie sollten stets medikamentöse (z. B. Morphinüberdosierung bei Niereninsuffizienz), hirnorganische (z. B. zerebrale Metastasierung) und metabolische Ursachen (z. B. Hyperkalzämie, Dehydratation bei Fieber) ausgeschlossen werden. In diesem

Zusammenhang sei erwähnt, dass mindestens ein Drittel der deliranten Zustände im Rahmen einer fortgeschrittenen Tumorerkrankung reversibel sind. Zur symptomatischen Therapie eignen sich bei ausgeprägten Angstzuständen sowie Agitation und motorischer Unruhe Benzodiazepine (z. B. Lorazepam, Midazolam), bei deliranten Syndromen Neuroleptika (z. B. Haloperidol). Wesentlich ist hier auch die pflegerische Betreuung des Patienten. Hier gilt es Orientierungshilfen zu geben (Tageszeitung mit Datum, Kalender, Uhr im Zimmer) – und nicht den Patienten in seinen Wahnvorstellungen zu bestärken.

Literatur

[1] Bruera, E., T. MacEAcghern, C. Ripamonti, J. Hanson: Subcutaneous morphine for dyspnoe in cancer patients. Ann Intern Med 119 (1993) 906–907.
[2] Mercandante, S., E. Spoldi, A. Caraceni et al.: Octreotide in relieving gastrointestinal symptoms due to bowel obstruction. Palliat. Med. 7 (1993) 295–299.
[3] Ripamonti, C., F. D. De Conno et al.: Management of bowel obstruction in advanced and terminal cancer patients. Ann Oncol 4 (1993) 15–21.
[4] Stiefel, F., D. Razavi: Common psychiatric disorders in cancer patients. Supp Care Cancer 2 (1994) 233–337.

2.1.2 Der Einsatz von Zytostatika in der Palliativtherapie gynäkologischer Malignome

Jalid Sehouli

Jährlich erkranken allein in Deutschland ca. 45.000 Frauen an Brustkrebs und ca. 8.000 Frauen an Eierstockkrebs. Die gynäkologischen Tumore spielen in der Mortalitätsstatistik eine große Rolle. So ist beispielsweise bei etwa jeder zweiten Frau mit operablem Brust- oder Eierstockkrebs im Laufe ihrer Erkrankung trotz deutlich verbesserter Erstbehandlung (Operation + Chemotherapie) mit einem Rückfall zu rechnen. Das metastasierte Mammakarzinom gilt wie das Ovarialkarzinomrezidiv als unheilbare Erkrankung. Nach den vorliegenden Daten besteht bei 45 % der Patienten mit Malignom zum Zeitpunkt der Diagnose eine nicht heilbare Erkrankung.

Eine wichtige Säule der symptomorientierten Therapieoptionen ist die Chemotherapie. Interessant sind die Ergebnisse der Patientenbefragungen von Bremnes (1995), Lyewellyn-Thomas (1995), McQuellon (1995) und Slevin (1990), in denen nahezu 50 % der Patienten eine aggressive Chemotherapie akzeptieren, wenn die Heilungschance nur bei - 1 %, die Überlebensverlängerung bei nur drei Monaten und die Symptomlinderung nur bei 1 % liegt. Bei nicht direkt Betroffenen, wie z. B. Ärzten und medizinischem Pflegepersonal, liegen diese Raten deutlich niedriger. Nichtbetroffene können demzufolge nicht stellvertretend für Patienten die Entscheidung treffen. Gerade in der Palliativsituation ist eine sehr kritische Nutzen-Risiko-Abwägung notwendig, die idealerweise von den behandelnden Ärzten gemeinsam mit den Patienten und ihren Angehörigen vollzogen werden sollte. Eine differenzierte Therapie hat sich an den klinischen Symptomen und den unterschiedlichen Prognosekriterien der Tumorerkrankung, wie Befallmuster, Art der Vortherapie, pathologische Eigenschaften des Tumors, rezidivfreies Intervall und körperlicher und psychischer Allgemeinzustand, zu orientieren.

2.1.2.1 Indikationen zur Chemotherapie am Beispiel des metastasierten Mammakarzinoms

- schnell fortschreitende Erkrankung
- kurzes krankheitsfreies Intervall
- Organausfall
- viszerale Metastasierung (mit Beschwerden)
- jüngere Patientin
- kein Nachweis von Östrogen- und/oder Progesteron-Rezeptoren
- hormonrefraktäres Mammakarzinom

In der palliativen Krebstherapie, d.h. in der Situation, in der Heilung nicht möglich ist, wird Lebensqualität zum maßgeblichen Beurteilungskriterium medizinischer Maßnahmen und hat deshalb besondere Berücksichtigung zu finden. Geeignete validierte Instrumente zur Lebensqualitätsmessung sind zu entwickeln und obligat parallel zur Therapie auszuwerten. Die Frage „Wie geht es Ihnen?" ist allein zu insuffizient, um die verschiedenen Dimensionen der Lebensqualität realistisch zu repräsentieren.

Eine zusammenfassende Bewertung des Therapieerfolges ist nach Angaben der Arbeitsgruppe um Brunner mit dem Brunner-Score (1989) möglich. Dieses Instrument berechnet sich aus der Summe der Punkte für die Überlebenswochen (Pluspunkte), der Gesamteinstufung der Nebenwirkungen (Minuspunkte) und der Gesamtsituation des Befindens (Plus- oder Minuspunkte). Der Brunner-Score berücksichtigt jedoch nicht, dass die hämatologischen und nicht-hämatologischen Nebenwirkungen die Lebensqualität unterschiedlich stark beeinflussen. Eine Gewichtung der aufgetretenen Toxizitäten aus der Perspektive der Patienten findet keine Beachtung beim Brunner-Score. Außerdem werden im klinischen Alltag nicht alle Toxizitäten obligat erfragt, so dass eine objektive Erhebung aller Toxizitäten in der Regel nicht erfolgt.

Besonders die nicht-hämatologischen Nebenwirkungen, wie Alopezie, Polyneuropathie und Schwäche (Fatigue) beeinflussen die Lebensqualität negativ. So sind gerade für die palliative Situation Substanzen zu wählen, die ein günstiges nicht-hämatologisches Nebenwirkungsspektrum aufweisen und nicht kumulativ toxisch sind. So kann gegebenenfalls eine längere Symptomkontrolle erzielt werden, ohne aufgrund der Toxizitäten die Therapie vorzeitig abbrechen zu müssen. Neue wirksame Chemotherapeutika (z.B. Topotecan, Gemcitabine) sind entwickelt worden, die neben einer effektiven Tumorkontrolle ein günstiges Nebenwirkungsspektrum aufweisen und eine erfolgreiche Symptomkontrolle erzielen können.

Eine systemische Chemotherapie ist bei Versagen der Vorbehandlung und bei aggressivem Verlauf der Erkrankung eine wichtige Therapieoption. Häufige Indikationen zum akuten Beginn einer zytostatischen Therapie bei definierten tumorbedingten Symptomen sind u.a. obere Einflussstauung, symptomorientierte Lymphangiosis der Lunge mit Atemnot, Hyperkalzämie und Aszites. Entgegen der weit verbreiteten Ansicht zeigen auch Hirnmetastasen häufig ein gutes Ansprechen auf eine systemische Chemotherapie aufgrund der Aufhebung der Blut-Hirn-Schranke durch arterielle Neovaskularisation der Metastasen und Ausbildung arterio-venöser Shunts. Neue Zytostatika, wie der Topoisomerase-I-Inhibitor Topotecan zeigen außerdem eine hohe Liquorgängigkeit (ca. 40 %) und werden zur Zeit in wissenschaftlichen Studien auf ihre Wirksamkeit bei Patienten mit Hirnmetastasen hin untersucht.

Eine lokale Chemotherapie kann angezeigt sein bei malignem Pleuraerguss zur Pleurodese, bei Aszites und disseminierter feinknotiger Peritonealkarzinose oder Hautmetastasen.

Der frühzeitige Einsatz von unterstützenden Maßnahmen (Supportiva) erhöht zusätzlich die Verträglichkeit. So stellen aufgrund der prophylaktischen Gabe hochwirksamer antiemetischer Substanzen (z. B. 5-HT-3-Antagonisten) die Übelkeit und das Erbrechen keine wesentliche Belastung mehr dar.

Durch den prophylaktischen Einsatz neuer Wachstumsfaktoren kann heute die Komplikationsrate vieler Chemotherapeutika auf das Knochenmark (Erythrozyten, Leukozyten, Thrombozyten) deutlich reduziert werden.

Das Therapiespektrum ist durch die Ergebnisse wissenschaftlicher Untersuchungen erheblich erweitert worden, und es können heute oft verschiedene Regime miteinander kombiniert werden: (Chemo-, Hormon-, Antikörper-, Strahlen-, Schmerz- und Ernährungstherapie).

So zeigen klinische Studien eine deutlich längere Symptomkontrolle bei Patientinnen mit metastasiertem Mammakarzinom, wenn sie mit einer Kombination aus einem Antikörper gegen einen transmembranösen Wachstumsrezeptor (Trastuzumab) und einer

Chemotherapie behandelt werden – im Vergleich zu einer Monotherapie.

Die Chemotherapie ist stets in ein gesamtonkologisches interdisziplinäres Konzept für die Patientin zu integrieren.

Literatur

[1] Bergemann, E., J. Sehouli, W. Lichtenegger, (Hrsg.): Krebsmedizin 2000 – Perspektiven, Walter de Gruyter, Berlin/New York 2000.
[2] Bullinger, M., E. Poepel: Lebensqualität in der Medizin. Schlagwort oder Forschungsansatz? Dtsch. Ärztebl. (1985) 679–680.
[3] Sauer, H.: Symptomorientierte Chemotherapie. Onkologe 2 (1996) 531–539.
[4] Sehouli, J., W. Lichtenegger: Fortgeschrittenes Ovarialkarzinom. Erythropoetin in der Palliativsituation. Remission 1 (2000) 11.

2.1.3 Die Tumorschmerzbehandlung am Beispiel einzelner Krankheitsbilder – Methoden, Chancen, Risiken

Knud Gastmeier

Die Tumorschmerzbehandlung bei Patienten im Endstadium erweist sich oft als ein Problem. In diesem Therapiebereich mit absehbar geringer Lebenserwartung scheint nicht mehr viel zu machen zu sein. Häufig gelingt es nicht einmal, die ambulante Therapie dieser Patienten zu organisieren. Bewährte Therapieschemata, wie z. B. der von der WHO 1986 empfohlene Stufenplan funktionieren möglicherweise nicht mehr. Eine Gleichstellung des

Sterbens von altersschwachen Patienten mit dem von Tumorschmerzpatienten ist nicht möglich, so dass die bei ersteren gewonnenen Erfahrungen letzteren nur selten zu gute kommen können. Dabei ist die Terminalphase des Tumorschmerzpatienten sehr dynamisch, so dass starre und langfristig geplante Behandlungsschemata sehr schnell an ihre Grenzen stoßen. Um diesen Patienten eine adäquate Therapie zukommen zu lassen, ist eine große Flexibilität und ein hoher Zeitbedarf einzukalkulieren. Beides aber ist einem Arzt – egal ob stationär und/oder ambulant tätig – nur in den seltensten Fällen möglich. Die enge Kooperation von Hausarzt, Klinik und Schmerztherapeut stellt die schmerztherapeutische Basis dar.

Um die spezifische Situation des sterbenden Tumorschmerzpatienten besser darstellen zu können, werden einzelne Probleme an ausgewählten Kunstwerken des 20. Jahrhunderts diskutiert und die daraus resultierenden speziellen Anforderungen an den Therapeuten beschrieben. Außerdem werden konkrete Therapieverläufe erörtert, die die Dynamik, die besonderen Probleme und mögliche Lösungsansätze aufzeigen. Durch unterschiedliche Erfahrungen und Einschätzungen kann sich ein extremes Spannungsfeld zwischen Patient, Angehörigen, Pflegepersonal und Ärzten aufbauen und sogar eskalieren. Vor diesem Hintergrund soll insbesondere der Gedanke an eine sinnvolle ärztliche Kooperation vertieft werden. Betont sei nochmals, dass sich mit Hilfe des 1986 von der WHO empfohlenen Schemas Tumorschmerzen ambulant lange Zeit sehr gut beherrschen lassen. Es gibt allerdings Problembereiche für die hausärztliche Praxis: Der Tumorschmerzpatient ist auf Grund seiner besonderen Situation ein Ausnahmepatient. Bei der Schmerztherapie muss derzeit leider immer wieder festgestellt werden, dass aus den verschiedensten Gründen Opioide immer noch restriktiv eingesetzt werden.

Wegen Nichtbeherrschen der Problemsituation, aber auch aus Unsicherheit erfolgt oft eine vorzeitige Krankenhauseinweisung. Unter optimierten Bedingungen wäre diese aber erst später notwendig: etwa bei einer akuten Verschlechterung der Grunderkrankung - insbesondere bei akut einsetzenden Blutungen – oder bei sozialer Indikation (Dekompensation des Betreuungsgefüges), weil die Versorgung des Sterbenden nicht mehr ambulant organisiert werden konnte bzw. weil die Einweisung vom Patienten und/oder dessen Angehörigen erbeten wurde. Aber auch für die letztendlich im Krankenhaus versterbenden Patienten könnte über weite Strecken eine ambulante Versorgung ermöglicht werden, um ihnen einen langen Krankenhausaufenthalt in der Terminalphase zu ersparen. Neben dem humanitären Anliegen der Tumorschmerztherapie ist damit sicherlich auch ein erheblicher ökonomischer Nutzen für die Kostenträger verbunden.

Ein Sterben mit qualvollen Schmerzen und unerträglichem Leiden ist ebenso wie das vorzeitige und eigenmächtige Entscheiden zum „Abspritzen" von Patienten als inhuman und unärztlich anzusehen.

Ein würdevolles und humanes Sterben sollte heute allen betroffenen Patienten – sowohl in der Ambulanz als auch in der Klinik – ermöglicht werden. Dieses würdevolle und humane Lebensende ist aber nur möglich, wenn auch die dem Sterben vorangehende Lebensphase rechtzeitig in die Therapie und die Prognose mit einbezogen wird und wenn die beteilten Professionen, Disziplinen und Organisationen ihre Arbeit koordinieren.

Unter Berücksichtigung der besonderen Problematik des sein Lebensende erreichenden Patienten, seiner Angehörigen und der häufig aufwendigen therapeutischen Maßnahmen ist der Zeitaufwand für einen Tumorschmerzpatienten nicht hoch genug einzuschätzen. Dieser hohe Zeitaufwand bedeutet aber, dass regional klare Strukturen für die Versorgung dieser „austherapierten" Patienten geschaffen werden müssen. Wünschenswert für eine bessere Betreuung dieser Patienten wäre eine frühzeitige Koordination der Aktivitäten aller Beteiligten, die auch die letzte Lebensphase mit einschließen muss.

Das gute Ergebnis, dass nämlich ein großer Anteil von Patienten – ihrem letzten Wunsche nach – zu Hause versterben konnte, ist nur durch eine enge Zusammenarbeit aller Beteiligten, deren persönliches Engagement und eine sehr zeitintensive Betreuung möglich gewesen. Dieser hohe Zeitaufwand muss aber auch betriebswirtschaftlich kalkulierbar sein, und zwar unabhängig davon, ob die Versorgung stationär oder ambulant erfolgt.

Trotz des immensen zeitlichen Aufwandes kann dieser letzte Dienst am Patienten - ihm ein menschenwürdiges Lebensende zu ermöglichen – eine dankbare ärztliche Tätigkeit darstellen.

2.2   Sterbende pflegen

Bernd Suchy

2.2.1   Qualitätssicherung bei der Versorgung von Patienten mit Krebs im Finalstadium

1992 wurde nach intensiver 2-jähriger theoretischer Diskussion (Jazbinsek, Public Health, Suchy, OSP) und zäher bürokratischer Vorbereitung Home Care, später Home Care Berlin (HCB) gegründet. Home Care Berlin ist eine im niedergelassenen Bereich entwickelte Versorgungsstruktur für finalkranke Patienten und Patientinnen. Sie verbindet die bereits zur ambulanten Versorgung gehörenden Strukturen von niedergelassenen Haus- und Fachärzten (HA/FA) und Onkologischer Schwerpunktpraxis (OSP) durch einen für beide arbeitenden

Arzt zur Versorgung finalkranker Krebspatienten zu Hause.

Was wurde erreicht? Nach Beendigung des Modellversuches 1995 schlossen sich weitere fünf OSPs an und im Restjahr wurden 95 Patienten versorgt. 1998 waren es bereits 990. Die Verläufe dieser Patienten wurden statistisch hinsichtlich tumorbezogener Finalbetreuungsdauer, Kosten (z. T.), Medikamentenverbrauch, Pflegeeinsatz, Arztbesuch usw. ausgewertet. Von diesen insgesamt 2.243 Patientinnen und Patienten konnten 73 % gemäß ihrem Wunsch und der Zielvorstellung, von der das Projekt ausgegangen war, auch die letzten Tage ihres Lebens zu Hause verbringen. Notwendige Krankenhausverweildauern lagen, bezogen auf das gesamte Kollektiv bei 1,8 Tagen/Patient. Die Auswertung der Vergleichskosten Krankenhaus vs. Home Care Berlin erfolgte auf der Grundlage anonymisierter Daten, die von einem Leiter der AOK zur Verfügung gestellt wurden und zeigte eine deutlich kosteneffizientere Finalbetreuung im Home-Care-Bereich als im Krankenhaus. (Statistische Daten können im Home Care Verein eingesehen werden.)

Die Aussagen über exorbitante Kosten in der letzten Zeit des Lebens eines Menschen sind also, zumindest wenn eine sinnvolle Ausnutzung der vorhandenen Möglichkeiten geschieht, in das Reich der Legende zu verweisen, wie das auch schon K. Foley, Leiterin des Palliative Care Centers am Memorial Sloane Kettering Cancer Center (Cancer Letters, 1997) getan hat.

An einem solchen geschlossenen System lässt sich modellhaft die Möglichkeit qualitätsorientierter und kontrollierter Versorgung im Gesundheitswesen darstellen. Die von Home Care Berlin entwickelten Fragebögen ermöglichen eine weitgehende Erfassung der Todeszeiten bei den verschiedenen Tumoren, der notwendigen Schmerz-, Flüssigkeits- und Ernährungssubstitution. Die Treffen (1 x/ 6 Wochen) geben den Home-Care-Ärzten die Möglichkeit, auch seltene Vorkommnisse (z. B. Verblutung) bewältigen zu lernen. Die Möglichkeit der Sozialstation, einen kompetenten, mit diesem Fall vertrauten Arzt zu erreichen, sichert die Pflege zu Hause weitestgehend. Zusätzlich werden die Angehörigen der eigenverantwortlichen Pflege enthoben, so dass die Zahl der Noteinweisungen in ein Krankenhaus minimiert werden kann. Es konnte gezeigt werden, dass die Ergebniskontrolle in oben angeführter Hinsicht möglich ist, denn die prospektiv angelegte Zielvorstellung wurde durch das umgesetzte System bestätigt. Grundlagen für allgemeine Struktur- (Verbindung Hausarzt/Home-Care-Arzt) und Prozessqualität sind hiernach vorhanden.

Bei aller Rücksicht auf die angebliche monetäre Ressourcenknappheit im Gesundheitswesen dient die qualitätsorientierte Medizin in der Onkologie primär der Verbesserung der Lebensumstände und der Verlängerung des Lebens an Krebs chronisch erkrankter Patientinnen und Patienten. Die monetäre Effizienz kann nur ein Nebenprodukt sein.

An dieser Stelle darf nicht vergessen werden:

1) Qualität entsteht aus der Effizienz der Produktion mit Rücksicht auf die Güte des Produktes unter Einbeziehung der Wünsche der Verbraucher. Übersetzt man „Verbraucher" in „Patient", steht hier der Individualwunsch im Vordergrund. Beim Begriff „Qualität" wird die Allgemeinheit der Verbraucher angesprochen. Für die Allgemeinheit kann nur der Leitspruch von Barbro (Stockholm) gelten: Hauptziel der Pflege finalkranker Patienten ist: warm, trocken, nicht hungrig und durstig und schmerzfrei. Die emotionalen Belange sind hier nicht postuliert worden.

2) Qualitätskontrolle kann sich nur an Leitlinien orientieren. Die Erstellung onkologischer Leitlinien in den USA kostet 5.000.000 Dollar und dauert zwei Jahre (Kunze, Krankenhausseminar 01/2000). Regionale Leitlinien können als Grundlage für allgemeingültige Qualitätskontrollen nicht dienen.

2.2.2 Überleitungspflege – zwischen ambulant und stationär

Claudia Decker

In unserem heutigen Gesundheitswesen ist es immer wichtiger geworden, die Behandlung, Versorgung und Pflege von hilfebedürftigen Menschen primär ambulant durchzuführen. Die Krankenhausverweildauer soll verkürzt werden, und es gilt der Leitsatz: „ambulant vor stationär". Gerade in unserer Zeit ist es deshalb immer wichtiger geworden, den betroffenen Menschen im Krankenhaus mit seinen Bedürfnissen, Ängsten und Fragen durch umfangreiche qualifizierte Beratung und Betreuung in die nachgehende Versorgung überzuleiten.

2.2.2.1 Was ist die Überleitungspflege?

Die Überleitungspflege versteht sich als Bindeglied zwischen stationärer und ambulanter Pflege. Sie verfolgt das Ziel, die ambulante Betreuung des Patienten nach einem stationären Aufenthalt so zu gestalten, dass er auch in seinem häuslichen Bereich seinen Pflegebedürfnissen entsprechend versorgt werden kann. Schon bei der Aufnahme in das Krankenhaus möchte die Überleitungspflege eventuell nach der Entlassung auftretende Versorgungsprobleme rechtzeitig erkennen und mit dem Patienten und seinen Angehörigen besprechen, um die richtige Hilfe zu organisieren. Dazu gehören die pflegerische und hauswirtschaftliche Betreuung durch die Sozialstationen, das Bestellen eines fahrbaren Mittagstisches sowie die Beschaffung von Heil- und Hilfsmitteln. Die An-

gehörigen werden durch entsprechende Anleitung in die häusliche Versorgung der Patienten mit einbezogen. Auch Schwerstkranke und Menschen in der letzten Lebensphase sollen nach Möglichkeit noch einmal in die häusliche Umgebung entlassen werden. Ein besonderes Anliegen der Überleitungspflege ist es, diesen Menschen in der vertrauten Umgebung eine gute Lebensqualität zu ermöglichen.

Aufgabengebiet der Überleitungspflege:

- Bindeglied zwischen stationärer und ambulanter Pflege
- Ansprechpartner für Patienten und Angehörige
- Organisation und Koordination, Hilfsmittelversorgung für zu Hause
- Erkennen von Versorgungsproblemen
- Einleiten von Pflegeversicherungsanträgen und ggf. Höherstufungen
- wenn erwünscht: Überleitung zu ambulanten Hospizeinrichtungen und ehrenamtlichen Diensten
- Organisation von fahrbaren Mittagstischen und Hausnotrufsystemen
- Kontaktaufnahme zum Hausarzt
- Kontaktaufnahme zu den weiterbetreuenden Sozialstationen, ggf. Treffen am Patientenbett im Krankenhaus

Beteiligte:
Hierzu gehören alle am akut stationären Behandlungsverlauf beteiligten Berufsgruppen (Stationsärzte, Pflegepersonal, Krankengymnasten, Ergotherapeuten, Sozialarbeiter, Stomaschwestern, Kunsttherapeuten sowie pflegende Angehörige).

Ziele der Überleitungspflege:

- die frühzeitige Feststellung, ob und in welchem Umfang eine pflegerische Betreuung nach dem Krankenhaus notwendig ist
- Sicherstellung der ambulanten Weiterversorgung
- Verkürzung der Krankenhausverweildauer
- Vermeidung von Drehtüreffekten
- Qualitätssicherung für die ambulante Nachsorge

2.2.2.2 Fallbeispiel

Ziel:
Überleitung einer Patientin mit einem metast. Adeno-Ca im Endstadium, damit sie die letzten Tage noch einmal zu Hause verbringen kann.

Patientenbeschreibung:
Frau K. ist 42 Jahre alt, verheiratet und kinderlos. Sie arbeitete bis zu ihrer Erkrankung als Verkäuferin in einer Parfümerie. Im August '98 wurde in Form einer lumbalen Knochenmetastase die Erstdiagnose gestellt. Die Tumorsuche ergab den Primärtumor im rechten Lungenoberlappen, es folgten mehrere Krankenhausaufenthalte in verschiedenen Kliniken, mit einer orth. Stabilisierungs-OP, Chemo- und Strahlentherapien. In unserer Klinik wurde Frau K. auf die Palliativstation verlegt: mit dem Ziel, die Schmerzen besser einzustellen und die Beweglichkeit zu verbessern. Zum Zeitpunkt der Aufnahme war Frau K. bereits bettlägerig, hatte einen Blasenkatheter und konnte nur mühsam das rechte Bein bewegen. Auf Frau K. wurde ich durch den Anruf der Stationsärzte aufmerksam gemacht. Sie wollten ihr den Wunsch erfüllen, noch einmal zu Hause sein zu können. Durch eine Portimplantation und eine i.v.-Gabe von Opiaten durch eine Schmerzpumpe wurden die Schmerzen deutlich gelindert und kontrollierbarer. Frau K.s zeitweilige Luftnot und die dadurch bedingte Angst wurde durch eine zusätzliche O$_2$-Gabe verringert.

Die pflegerische Situation stellte momentan noch die geringsten Probleme dar, bedingt durch die große Hilfe des Ehemannes, der seit einigen Tagen auch nachts bei seiner Frau blieb.

Ich verabredete mit Herrn und Frau K. ein Treffen auf der Station, um die Vorbedingungen für eine optimale Versorgung zu Hause zu besprechen. Wichtigste Voraussetzung war die medizinische und pflegerische Betreuung von Frau K., zusätzlich zum Hausarzt musste ein Home-Care-Arzt informiert werden, der regelmäßige Hausbesuche macht. Die Sozialstation sollte zweimal täglich kommen, Hilfe bei der Grundpflege anbieten, den Port verbinden und versorgen, die Schmerzpumpe kontrollieren und bei Bedarf befüllen und s.c.-Spritzen geben. Folgende Hilfsmittel mussten vor der Entlassung zu Hause sein: ein elektrisch verstellbares Bett mit Aufrichthilfe, eine Bettpfanne, ein O$_2$-Konzentrator und ein Rollstuhl mit hoher Lehne. Da der Ehemann vor kurzem arbeitslos geworden war, hatte er die Möglichkeit, sich intensiv um seine Frau zu kümmern. Beide hatten zuvor im Gespräch deutlich gemacht, nur die notwendigste Hilfe von Außen in Anspruch nehmen zu wollen.

In den nächsten Tagen wurden folgende Schritte unternommen:

1) Frau K. wurde bei einer Sozialstation angemeldet. Diese wollte noch einmal ins Krankenhaus kommen.

2) Die ärztlichen Verordnungen für alle Hilfsmittel wurden nach Absprache mit der
Krankenkasse zu einer Hilfsmittelfirma ge-
faxt.
3) Nach Rücksprache mit dem Hausarzt
wurde der Home-Care-Arzt über die geplante Entlassung von Frau K. informiert.
4) Es wurde ein Antrag auf Eilverfahren hinsichtlich Leistungen aus der Pflegekasse gestellt.
5) In den folgenden Tagen wurden nochmals
mehrere Gespräche mit allen Beteiligten
geführt.
6) Vor der Entlassung wurde noch eine Apo-
theke über die Befüllung der Schmerzpumpe informiert.

Die Überleitung von Frau K. bis zur Entlassung nach Hause dauerte acht Tage. Dieses
Beispiel zeigt, wie komplex sich eine Überleitung gestalten kann und mit wieviel Organisation es verbunden ist, einen Rahmen zu
schaffen, der es ermöglicht, gut versorgt und
begleitet nach Hause zu gehen.

2.3 Die Bedeutung der Kommunikation

Franco Rest

2.3.1 Das therapeutische Team: Warum sollen wir sprechen?

2.3.1.1 Das therapeutische Team bei der Begleitung von finalen Tumorpatienten

Einleitend ein Beispiel aus der Praxis:
Eines Tages erhielt ich einen Anruf aus der
postnatalen Intensivstation einer Medizinischen Hochschule. Man sagte mir, die eigene
Station sei international hoch angesehen und
leiste bekanntermaßen hervorragende Arbeit,
aber man habe festgestellt, dass sich die Mit-
arbeiter/innen „hassen", man wisse jedoch
nicht, woran es liegen könnte. Um eine Fern-

diagnose zu vermeiden, verbrachte ich eine
Woche in der Station. Am zweiten Tag ver-
starb in den Morgenstunden eines der Kinder.
Der erste Schritt des diensthabenden Personals
war der Anruf in der Pathologie, die das verstorbene Kind etwa eine Stunde später abhol-
te. Als der Vater wie an jedem Tag vor Beginn
der Arbeit sein Kind besuchen wollte, wurde
ihm mitgeteilt: „Das Kind ist leider verstorben. Wenn Sie es noch einmal sehen wollen,
müssen Sie zur Pathologie." Eine weitere Stunde später war bereits ein anderes Kind in der
Behandlung. Auf meine Frage, ob das immer
so ablaufe, sagte man mir: „Die Pathologie
kann nicht immer so schnell kommen; aber
dafür haben wir ein Zwischenlager." Man zeigte mir eine ehemalige Dunkelkammer.

„Wir können nicht mehr miteinander spre-
chen", hatte in einer Geschichte von Berthold
Brecht Herr K. zu einem Mann gesagt.
„Warum?", hatte der erschrocken gefragt. „Ich

bringe in Ihrer Gegenwart nichts Vernünftiges hervor", hatte sich Herr K. beklagt. „Aber das macht mir doch nichts", hatte ihn der andere getröstet. „Das glaube ich", hatte Herr K. erbittert geantwortet, „aber mir macht es etwas." In der beschriebenen Station hatte es trotz hoher Sterberate unter den kleinen Patienten (ca. 30 %) bislang keine Trauer-, keine Trennungsarbeit gegeben. Je intensiver die Beziehung zwischen den Handelnden und den Behandelten ist (in einer postnatalen Station sind diese Beziehungen vergleichsweise sehr intensiv), desto mehr sind die Mitarbeiter/innen nach dem Tod eines Patienten selbst intensiv Trauernde. Ohne ausreichende intensive, fachlich angeleitete Trauerhilfen muss die eigene Verletzung durch den Verlust in Aggressivität gegen die Kollegen/innen umschlagen, da sich Aggressivität gegen die Behandelten verbietet und eine Mitnahme der eigenen psychodynamischen Verletzungen in die Back-Home-Situation von den dortigen Lebenspartnern erfahrungsgemäß auf Dauer nicht hingenommen werden kann.

In den Geboten [1] der Finalpflege und der Begleitung Schwerstkranker heißt es u. a.:

– Beobachte und korrigiere deine eigenen Gefühle, indem du dir nicht nur das „Ja"-, sondern auch das „Nein"-Sagen erlaubst.
– Beachte bei deinem Ringen um Tod und Sterben besonders die psychosozialen Komplikationen und die Anmutungen, die dadurch bei dir ausgelöst werden, ohne dass du ihnen unbedingt nachgibst.
– Sei nahezu umfassend verfügbar, so weit es deinem eigenen Lebenskonzept zuzumuten ist; entziehe dich dem Kranken nur, wenn du es ihm zu erklären versucht hast.

– Enthalte dich stets jeglicher Form von persönlicher oder auch struktureller Gewalt und der Androhung solcher Gewalt.
– Verübe keinen Anschlag auf die Integrität und Freiheit des Menschen.
– Halte stets den notwendigen Abstand zu den Menschen, denn Distanz ist die Grundlage von Nähe und Loslassen die Grundlage von Liebe.
– Kontrolliere dich dahingehend, dass in dir nicht der Wunsch entsteht, mitsterben zu wollen.
– Setze auch deine Fähigkeit „Nein" zu sagen kontrolliert und bewusst ein, ohne dir deswegen einen Vorwurf zu machen.
– Sei bereit, selbst um Hilfe zu bitten bei allen, die sich dir anbieten, einschließlich des Kranken, aber nimm die angebotene Hilfe auch an.
– Beobachte deinen eigenen Stress, die Nervosität, Überaktivität, Empfindlichkeit, den Alkohol- und Nikotinkonsum, die aufkommenden Gefühle von Unzulänglichkeit, aber teile deine Beobachtungen auch mit.
– Lass deine Wut ggf. bei Gleichstarken heraus, denn gleichstarke Kräfte können sich zusammentun und gegen Mächte und Gewalten eher bestehen.
– Achte darauf, dass ein Mensch immer auch Teil eines Systems (z. B. Familie, Freundeskreis) ist, das mit ihm lebt und stirbt und vielleicht auch deinen Beistand braucht.
– Es gibt keine hoffnungslose Diagnose, sondern allenfalls Menschen, die nicht wissen, was die Hoffnung eines Menschen sein könnte.
– Die „Wahrheit" eines sterbenden Menschen ist nicht identisch mit der Realität

seines Zustandes oder den Informationen einer Diagnose; die Wahrheit ist einmalig, individuell, geschenkweise, persönlich.

Diese Stichworte geben Hinweise auf die oftmals fehlende Kompetenz, z. B. zu intensiver Trauer, zur existenziellen Begegnung, zur Versprachlichung von Betroffenheit und Wut, zur Kommunikation über Unangenehmes. Und die angedeuteten Probleme stellen sich bei allen Gruppen innerhalb des therapeutischen Teams in gleicher Weise ein. Nach einem mehrtägigen Trauerseminar der Mitarbeiter/innen beschlossen diese, das Nebeneinander des Arzt- und des Schwesternzimmers aufzuheben, das Arztzimmer in einen „Trennungsraum" umzuwandeln, allen Mitarbeiter/innen immer zuzugestehen, die eigene Arbeit für Augenblicke des Abschiednehmens zu unterbrechen. Erst nachdem diese Voraussetzungen für einen anderen Umgang mit dem eigenen seelischen Schmerz geschaffen waren, wurden zusätzlich Gesprächszeiten, Supervisionen, Trauerriten für die Mitarbeiter/innen usw. eingerichtet. Sprechen ist nicht die erste und einzige Antwort auf das Unaussprechliche; wichtiger ist die zulassende und akzeptierende Haltung sowie eine Atmosphäre des Vertrauens.

Man unterscheidet vier Gruppen innerhalb des therapeutischen Teams, die durchaus unterschiedliche Schwierigkeiten mit der Versprachlichung des Unaussprechlichen haben:

1) Das medizinisch-pflegerische Fachpersonal: Hier werden keine Unterschiede gemacht, da das Zusammenwirken systemisch-ganzheitlich gestaltet sein sollte. Die verschiedenen Fachkompetenzen und unterschiedlichen Zeitlimits für das Mitwir-

ken im Team müssen sich ohnehin gegenseitig ausgleichen. Dieses Fachpersonal hat besondere Hemmungen gegenüber der Wahrheit eines Patienten und gegenüber dem erwarteten Krankheitsverlauf. Hierarchien im Team sind die schlimmsten Kommunikationsverhinderer. Unter den Personen in den Institutionen des Gesundheitswesens gibt es Hierarchien und eine Hackordnung: Befehlsträger außerhalb (Träger, Pflegesatzkommission, Regierung u. a.), Herrschende innerhalb (ärztliche, Verwaltungs-, Pflegedienst-„Leitung", Heimleitung, Hauswirtschaft u. a.), informelle Bestimmungsgrößen (Hausmeister, höher „Qualifizierte"). Und es wird hart gerungen, sogar bis hinunter ans Krankenbett. Nach dem Kriterium der Nützlichkeit ergäbe sich, dass einzig der Patient nützlich ist für das Ganze des Teams, für die Mitarbeiter/innen, die Leitung etc. Der Phantasie für eine „patienten-zentrierte Pflege" in einem therapeutischen Team sind keine Grenzen gesetzt. Nach dem Kriterium des „erkannten eigenen Wertes" brauchen alle Mitarbeiter/innen einen fühlbaren eigenen Wert: durch eine reibungslose Organisation, einfühlsame Gespräche, Pflichttreue, die Verbreitung von Glücksgefühlen, das Verständnis für alle Formen wirrer Gedanken, soziale Zärtlichkeit auch unter den Mitarbeiter/innen, den Sinn für Atmosphäre, für Farben und Raumgestaltung und vieles mehr. Jedenfalls sollte die Suche nicht nach dem Rang erfolgen – wie bei den Pflegekräften, die zu „höherwertigen" Aufgaben drängen, weil sie glauben, sich dadurch dem ärztlichen Dienst annähern zu können; man sollte sich aber auch nicht nach dem Maßstab der Nützlichkeit einstufen lassen. Durch Hackordnung und Hierarchie werden die Menschen oftmals daran gehindert, ihren eigenen Wert zu entdecken. Strukturelle Gliederungen sollten auf der Autorität der Sache, auf tatsächlicher Kompetenz beruhen. Der spezifische Wert eines Beistands ist vor allem in der Begegnung mit der eigenen Sterblichkeit begründet: je unbewältigter die eigene Sterblichkeit des Helfers, desto oberflächlicher sein Beistand.

2) Das nicht-medizinische Personal: Seelsorger/innen, Sozialarbeiter/innen, Psychologen/innen, Mitglieder künstlerischer und kultureller Berufe sind viel weniger durch das Erleben einer Niederlage oder eines Misserfolgs durch das Sterben eines Patienten geprägt. Sie definieren den beruflichen Erfolg und die berufliche Zufriedenheit nicht durch Heilung und Genesung, sondern durch so etwas wie „Lebenssättigung", Vollendung der Persönlichkeit, Reifungsprozesse im Verlauf des Sterbens usw. Wenn es denn schon erstrebenswert wäre, dass sich Pflegekräfte und Ärzte gleichberechtigt begegnen und wechselseitig einander zuhören und korrigieren, um wieviel mehr geschieht dies durch nicht-medizinische Fachleute. Der Clown mit der roten Nase gehört ebenso hierher wie der Musiker mit der pentatonisch gestimmten Harfe usw.

3) Die geplante Ehrenamtlichkeit: In Besuchsdiensten, Sitzwachen, Selbsthilfegruppen usw. bieten sich Menschen an, die Zeit mitbringen, sich in den Tagesablauf einer Begleitung einplanen lassen, die ihr Handeln dokumentieren, die sich einer verbindlichen Befähigung unterwerfen, die

ihren Einsatz reflektieren, die zugleich aber die Kompetenz des durch Ausbildung (noch) nicht Verdorbenen einbringen, die keine Hauptamtlichkeit ersetzen, aber jegliche Professionalität ergänzen. Die besondere Kompetenz dieser Menschen besteht in der verfügbaren Zeit und in „unverdorbener Menschlichkeit". Die Wahrheit eines Menschen, der da liegt, ist keine andere als die, sich von den Stehenden nicht zu unterscheiden. In unserem Umgang mit diesem gibt es gewissermaßen zwei Positionen: Das Vor-ihn-Hintreten, aufrecht, mitteilen, was ich „weiß", sprachliche, vielleicht sogar gesprächstherapeutische Qualifikationen anwenden, also der Blick vom Fußende des Bettes aus. Demgegenüber dann das Hinter-ihn-Treten, hinter den Kopfteil seines Bettes, Anwalt-Sein des Stehens dieses Liegenden. Für die erste Position steht das Fachpersonal, für die zweite die Ehrenamtlichkeit. Die Wahrheit eines Sterbenden enthält immer mindestens zwei Bestandteile: die Wirklichkeit, Realität, die diagnostischen Resultate, das wissenschaftlich Nachprüfbare, von dem ich am Fußende eines Bettes ausgehen kann, zugleich aber auch die „Liebe", jenes Produkt aus Begegnung, Dialog, Kommunikation, Selbstverwirklichung, das ich vom Kopfteil des Bettes aus gewinne und das sich zwar oftmals sprachlich entzieht, nicht aber im Lebensvollzug. Die Frage: „Warum sollen wir im Team miteinander sprechen?", beantwortet sich bezogen auf diese Kompetenzen fast von allein, weil das Team immer zugleich am Kopf- und Fußende eines Bettes stehen sollte.

4) Die „zufällige Ehrenamtlichkeit": Von der zufälligen Ehrenamtlichkeit innerhalb des

therapeutischen Teams wird zumeist überhaupt nicht gesprochen. Aber die Angehörigen, Freunde, Nachbarn, Berufskol-
legen/innen usw. des Patienten sind
ebenfalls Teil des Teams, obwohl sie sich
ihre Rolle als Ehrenamtliche, also als Ko-
Therapeuten nicht ausgesucht, keine Be-
fähigungsseminare absolviert haben und
nicht an der Dokumentation teilnehmen.
Aber das Team wäre unvollständig ohne
diese zufällig Ehrenamtlichen, für die es
auch eine Begleitung der Begleiter, eine
angebotene und organisierte Nachdenk-
lichkeit, Formen der Ehrung (wie für die
geplant Ehrenamtlichen), personell er-
kennbare Ansprechpartner usw. geben
muss. Das Team wäre unvollständig ohne
sie und alle Gespräche im Team verliefen
unehrlich und lückenhaft.

2.3.1.2 Die Todesangst und -verdrän-
gung der beruflich Handelnden

Das Personal in den bestehenden Institutionen
ist derzeit in der Regel weder für die Betreuung
Sterbender ausgebildet noch motiviert; die Mitarbeiter weisen eine signifikant höhere Todesangst und -verdrängung auf als vergleichbare
Berufe. Deshalb muss man sich mit den persönlichen Sterbekontakten und -einstellungen
ausführlicher befassen. Die bereits klassische
Untersuchung von Hermann Feifel über die
Todesangst und Todesverdrängung der Ärzte
im Vergleich zu anderen Professionen (Seelsorger, Psychologen, Lehrer, Anwälte usw.) ließ die
Frage aufkommen, ob der Zugang zum medizinischen Beruf über die Todesangst und -ver-
drängung entsteht oder ob der Beruf unmittelbar Todesangst und -verdrängung produziert.

Die Todesangst ist nichts Natürliches im Menschen, sondern künstlich entstanden. „Nicht
der Tod ist das Furchtbare, sondern die Vorstellung vom Tod, er sei etwas Furchtbares,
das ist das Furchtbare", sagte bereits der Vor-
sokratiker Epiktet. Mit dem Beginn der in-
dustriellen Neuzeit, also um 1850, wurde der
Tod in besonderer Weise perhorresziert; die
medizinisch-pflegerischen Berufe wurden zu
Spezialdisziplinen der Gesundheit und der
„Lebensverlängerung" umgestaltet: mit einem
einzigen Gegner, nämlich dem Tod; so wurde
nicht selten aus der Lebensverlängerung eine
unerträgliche „Sterbensverlängerung". Die
zärtliche „Schwester Tod" wurde zum bruta-
len, verabscheuungswürdigen „Gevatter Tod"
umdefiniert. Für ihn waren nun besondere
Berufe zuständig, wie z. B. die Bestatter und
die Krankenhausseelsorger (Letztere übrigens
oft Personen, die in der Gemeindeseelsorge
gescheitert waren und von denen man erwar-
tete, dass sie bei Sterbenden nichts mehr ver-
derben konnten).

Bereits in den 70er Jahren gab es mehrere
Untersuchungen über die Sprachtechniken
des „Redens, ohne etwas zu sagen". Die Fragen nach der sterblichen Wahrheit des Menschen wurden durch die Mitteilungsmetho-
den von Diagnose und Prognose beantwortet,
so als sei dies ein- und dasselbe. Aber: Die
Wahrheit eines Menschen eröffnet sich nicht
im Zugriff jener Personen, die sich an Wissenschaft, methodischem Handeln, Technik
und Psychologie, also an den nachprüfbaren
Zusammenhängen von Ursachen und Wir-
kungen orientieren, wie sie es gelernt haben;
sie entzieht sich dem Zugriff der Medizin. Die
Wahrheit bedarf weniger der „Erkenntnis" als
der An-Erkenntnis; die Wahrheit menschlichen Wagnisses, wie sie der um sein Leben

Ringende sucht, bedarf der Lauterkeit, Freimütigkeit und Hingabefreude dessen, der sich frei und von Staunen erfüllt in den Tiefen menschlicher Existenz zu bewegen vermag, anstatt eine ausgeklügelte Gesprächstechnik anzuwenden. Die Diagnose ist als Resultat einer Untersuchung, auch wenn sie eine tödliche Realität erfasst, „nur" eine Aussage aufgrund wissenschaftlicher Kompetenz; sie hat eine gewisse Gültigkeit in der Abhängigkeit von der wissenschaftlichen Methode, der Qualität einer Ausbildung usw. Die Wahrheit des sterbenden Menschen aber ist diagnostisch-pflegerisch nicht wirklich zu erfassen; sie erschließt sich einzig dem zusätzlich in der Liebe nach Wahrheit Fragenden, dem Alltagsphilosophen, der z.B. über die Entdeckung der Wahrheit seines eigenen Sterbens die „andere" Wahrheit erspürt. Dies ist nicht an Sprache gebunden, sondern an den Grad des jeweiligen Menschseins. Diagnostische Information und „ärztliches Gespräch" bedürfen demnach einer wesentlichen Ergänzung. Dazu bietet sich die pflegerisch-soziale Kompetenz von Ehrenamtlichen und Pflegekräften an, falls diese den ganzen Umfang der Wahrheit eines Menschen erfassen bzw. in Übereinstimmung mit dem eigenen Menschenbild zu erfassen suchen. Gemeinsame, nicht geteilte Verantwortung von Ärzten und Pflegekräften könnte gerade auch bei der Vermittlung von Wahrheit (einschl. der Diagnose) hilfreich sein.

2.3.1.3 Worüber nicht gesprochen werden kann und darf

„Warum sollen wir sprechen?" – Die so gestellte Frage stellt zunächst eine Behauptung auf, um diese dann in Frage zu stellen. Die Behauptung lautet: Man soll in und über Situationen einer Finalversorgung bei Tumorkranken sprechen. Und die daran anschließende Frage lautet: Aber warum denn eigentlich?

Das therapeutische Handeln ist so sehr ein sprachliches Handeln, dass sich die Frage nach den Unaussprechlichkeiten gerade im Angesicht der Finalitäten zumeist überhaupt nicht stellt. Soll man wirklich über alles reden - und wenn, warum eigentlich? Die versteckte Behauptung muss zunächst einmal bestritten und ggf. sogar zurückgewiesen werden. Gegenbehauptung: Man kann und soll keineswegs über alles sprechen!

Wenn die „Wahrheit" nur in beschränktem Sinne sprachlich vermittelbar ist, wird sie eher er-lebt und er-liebt als herbei-gesprochen. Ein Weiteres wäre das „Grauen und Entsetzen". Das „Tremendum" und „Fascinosum" ist dem Staunen, der Stille, dem gemeinsamen Ertragen, der Freude usw. zugänglich, aber der Sprache entzieht es sich weitgehend. Im Blick auf solche Unaussprechlichkeiten wird die Schwierigkeit deutlich, die darin besteht, Unaussprechliches in Sprache zu bringen. Der erste Schritt dazu wäre das Selbstgespräch. Über Tod, Sterben, Trauer, Schmerz, Tränen, Liebe usw. kann es zunächst nur Selbstgespräche geben. Wir haben es nur leider nicht hinreichend gelernt, Selbstgespräche zu führen, Unaussprechliches in einem selbst zum Klingen, zur Sprache zu bringen. Dem Ich antwortet im Inneren ein Du. Im Selbstgespräch lernt man zugleich das Zuhören und Nicht-Hineinreden, das Zu-Wort-kommen-Lassen. Eine weitere Form zur Versprachlichung des Unaussprechlichen ist das Gebet. Damit ist nicht das Herunterleiern irgendwelcher vorgefertigter Texte zu verstehen, sondern die Ausweitung des innerpersönlichen Dialogs – wie im Selbstgespräch, aber nun in einer ersten Distanzierung von dem Dialogpartner in mir. Was für die Ungeübtheit des Selbstgespräches gilt, trifft noch verstärkt für das Gebet zu, für das innere Schreien und Seufzen. „Der Schrei, den die Seele im Augenblick der höchsten unmittelbaren Erfüllung stöhnt, tritt über die Schranken dieser Wechselrede hinaus; er kommt nicht mehr aus der seligen Gestilltheit des Geliebtseins, sondern steigt in neuer Unruhe aus einer neuen, uns noch unerkannten Tiefe der Seele und schluchzt über die ungesehene, doch gefühlte Nähe des Liebenden hinweg in den Dämmer der Unendlichkeit hinaus" [2].

Wer einmal versuchen wird, mit den Tränen, mit den Schmerzen, mit dem Tod ein Gespräch zu führen, wird Unsprachliches zur Sprache bringen, aber zugleich erfahren, wieviel Schwierigkeiten das macht und wie wenig man davon anderen Menschen, z. B. den Teammitgliedern berichten kann. Wer hierin eine gewisse Übung gewonnen hat, wird den Mut fassen, vor den Unaussprechlichkeiten nicht mehr wegzulaufen.

2.3.1.4 Warum trotzdem gesprochen werden muss

Trotz und gerade wegen der vielen Unaussprechlichkeiten muss man miteinander reden. Das „Trotzdem" wird zur zentralen Begründung für die gemeinsamen Sprechübungen: „Spero, quia absurdum" („Ich hoffe, weil und obwohl es absurd ist") [3]. Immer wieder muss verdeutlicht werden, dass unsere Sprechweise nicht hoffnungslos sein darf.

Ein wichtiger Gegensatz zur Hoffnung (lat.: spes) ist die Hoffnungslosigkeit (lat.: desperatio). Damit tritt die Verzweiflung in den Mittelpunkt unseres Interesses, von welcher Sören Kierkegaard sagte, sie sei die „Krankheit zum Tode". Hoffnung wird verstanden als die vertrauensvolle Erwartung des Guten, in welche sich Elemente der Beständigkeit, Gewissheit und der Weisheit mischen. Ihr Gegensatz wäre also die zweifelnde und angstbesetzte Erwartung des Bösen, des Grauens. Hierüber muss gesprochen werden, sonst zerbricht der einzelne Mensch und mit ihm das soziale Umfeld, einschließlich des therapeutischen Teams. Ein anderer Gegensatz zur Hoffnung wird durch die falschen Erwartungen gebildet. Die wahre und sichere Hoffnung liegt nach Auffassung der jüdisch-christlich Glaubenden z. B. im Vertrauen auf die unverbrüchliche Treue Gottes. Enttäuscht werden die falschen Erwartungen, nicht jedoch die Hoffnung.

Die Seite der Erwartungen, der diagnostischen Realitäten, der vertröstenden Wortgesäusel, der die Menschen zurückweisenden Vereinsamungen, die schmerzhaften Verluste von Funktionen, Organen, Mitmenschen, die an bestimmte Ursachen und Bedingungen geknüpften Ängste, das Schweigen, das daraus entsteht, dass einem die Worte fehlen, sie alle verlangen nach therapeutischer Kompetenz, nach so etwas wie „Behandlung", also danach, dass miteinander darüber geredet wird. Aber die Seite der Hoffnung, der lebensverdichtenden Wahrheit, der vertrauensvolle Trost, selbst wenn er den innersten Protest auszuhalten versucht, die Einsamkeit des Patienten, der mit sich und seinem Lebenssinn eins sein möchte, die Furcht, die allen zu einer lebensnotwendigen Energie geworden ist, ohne die zu leben nicht gelingen würde, die Stille der Augenblicke, in denen sich der Sinn dessen erschließt, was mit einem geschieht, sie alle verlangen nach intimem Schutz und gegebenenfalls nach der Fähigkeit, standzuhalten, da zu sein und den Menschen seinen Weg gehen zu lassen. Dies ist zwar nicht durch Sprache erzwingbar, aber indem man sich sprachlich auf diese Dimensionen aufmerksam macht, kommt man dem Lebenssinn des Sterbens, des eigenen und des fremden Sterbens näher. „Hoffen" ist sprachverwandt mit dem „Hüpfen" und „Hopsen". Hier hüpft das Herz in Vorfreude auf das Gehoffte. Hoffnung kommt von innen. „Wer immer hofft, stirbt singend" (ital.: Chi vive di speranza, muor cantando), sagt ein toskanisches Sprichwort.

Literatur

[1] Rest, F.; Pflegerische Gebote im Überblick. In: ders., Leben und Sterben in Begleitung. LIT-Verlag, Münster (1995), 194-196.
[2] **Rest, F.: Hoffnung aus durchlebtem Leid.** Katechetische Blätter 124 (1999) 102-103.
[3] Rosenzweig, F.: Stern der Erlösung. Martinus Nijhoff, Den Haag 1976 (1930) 206.

2.3.2 Gespräche mit Sterbenden: Worüber sollen wir sprechen?

Ute Schlömer-Doll

2.3.2.1 Sprachlosigkeit und Abwehr angesichts des Sterbens

Früher erlernten die Menschen den Umgang mit dem Sterben am Modell ihrer Eltern und anderer Verwandter. Die Familien lebten – auch aus ökonomischen Gründen – enger zusammen, und die Menschen starben häufiger zu Hause als im Krankenhaus. Nur wenige Menschen haben heutzutage bis zu ihrem vierzigsten Lebensjahr einen Menschen im Sterben persönlich begleitet oder gepflegt. Deshalb sind viele Menschen mit dem Prozess des Sterbens nicht mehr vertraut. Unsicherheiten im Zusammensein mit einem sterbenden Menschen erzeugen Irritationen und Angst.

Diese knüpfen sich nicht unbedingt an „schlimme Erfahrungen", sondern viel häufiger an Befürchtungen.

Ein Beispiel:
Ein Ehepaar lebte mit drei Kindern (ein fünfjähriges Kind und zweijährige Zwillinge) zusammen mit den Eltern in einem Haus. Bei der Schwiegertochter bestand große Unsicherheit, wie man mit den Kindern – vor allem mit dem Fünfjährigen – angesichts des Sterbens des krebskranken Großvaters umgehen sollte. Der Kleine hatte viel Zeit mit seinem Großvater verbracht. Frau R. tendierte dahin, ihr Kind zu schonen. Sie wollte es am liebsten „abschotten" und schon gar nicht mit zur Beerdigung nehmen. Herr R. sah das als „nicht so problematisch" an. Ich fragte das Ehepaar nach deren eigenen Kindheitserfahrungen in Bezug auf das Miterleben des Sterbens. Herr R., der Sohn des Patienten, hatte

„traurige, aber gute Erfahrungen". Als seine Großeltern starben, hatte er diese im Krankenhaus besucht und war auch mit zur Beerdigung gegangen. Es waren sehr traurige Erinnerungen, aber Herr R. fühlte sich in keiner Weise traumatisiert. Frau R. fehlten jegliche Erfahrungen mit dem Sterben. Sie projizierte alle möglichen Erwartungsängste in eine solche Situation. Wir sprachen über die „sensiblen Antennen" der Kinder, dass wir Erwachsenen häufig Gefahr laufen, ihr Empfinden und ihre Erkenntnisse zu unterschätzen – wie auch ihre Entscheidungsfähigkeit. So kann man Kindern durchaus erklären, wie eine Beerdigung vonstatten geht und was sie bedeutet – eine Feier, bei der man sich von einem Menschen, der gestorben ist, verabschiedet. Auch ein Kind kann gefragt werden, ob es daran teilnehmen möchte. Ich plädierte dafür, nichts zu erzwingen, bei Gelegenheit Fragen anzuregen und die Fragen der Kinder grundsätzlich ehrlich zu beantworten. Frau R. imaginierte eine Frage ihres Kindes nach dem Tod des Großvaters: „Wann kommt Opa wieder?" Ich fragte sie nach einer möglichen Antwort. Sie antwortete: „Der Opa kommt nicht wieder, aber er lebt in unseren Gedanken und in unseren Herzen weiter."

In der Psychotherapie begegnet man selten Traumatisierungen durch das Miterleben des Sterbens oder das Ansehen eines toten Menschen – häufiger allerdings der traumatischen Erfahrung, dass ein geliebter Mensch „verschwindet". Kinder wurden beispielsweise zu Verwandten gegeben, weil die Mutter im Sterben lag. Verloren- und Verlassenheitsgefühle waren dann die Folge, die das Lebensgefühl dieser Kinder auch als Erwachsene prägte und einen normalen Umgang mit dem Sterben verhinderte.

Gespräche über Angst, Sterben und Tod haben in vielen Familien keine Tradition. Einige Familien kultivieren Leitsätze wie: „Stärke ist Trumpf!" Mitglieder solcher Familien laufen Gefahr, sich in entsprechenden Lebens- und Sterbenskrisen gegenseitig zu isolieren.

Ein Beispiel:
Eine 34-jährige Frau suchte Beratung in der Psychoonkologie. Sie sagte: „Es gelingt mir nicht, mit meiner krebskranken Mutter über das Sterben zu sprechen." Frau H. hatte ein „schlechtes Gewissen" entwickelt und sie fühlte sich „unzulänglich". Sie sagte: „In unserer Familie wird nicht über Gefühle gesprochen, und es werden auch keine gezeigt. Man weiß, dass man sich gern hat, dann braucht man sich ja nicht noch zu umarmen." Im weiteren Gespräch wurde deutlich, dass Gespräche über Angst, Unsicherheit oder gar den Tod innerhalb der Familie (Mutter und drei erwachsene Kinder) ausgespart wurden. Die Mutter sendete während ihrer letzten Lebenswochen sehr unterschiedliche Botschaften aus. Als ihr geschiedener Mann sie eines Tages im Krankenhaus fragte: „Weißt du eigentlich, wie es um dich steht, antwortete sie: „Ich will es gar nicht wissen." Kurze Zeit später saß die Tochter am Krankenbett und musste angesichts des körperlichen Verfalls ihrer Mutter weinen. Daraufhin sagte diese: „Jetzt bist du da, wo ich schon seit Monaten bin." Die Mutter schwankte offensichtlich zwischen den Polen: „Ich weiß es." und „Ich will es nicht wissen." Wenn ihre Tochter einen Anlauf nahm, über das Sterben zu sprechen, „setzte" die Mutter die „Signale auf rot" und das Gespräch verebbte oder nahm einen anderen Verlauf als geplant. Die Tochter fühlte sich „wie in der Falle". Sie spürte Bedürfnisse bei der Mutter,

über diese Themen zu reden und hatte gleichzeitig Angst, sie darauf anzusprechen. Ich hielt
sie an, einen Satz wie: „Mama, ich möchte
Dir gern helfen, aber Du musst mir schon
sagen, was Du brauchst!" zu formulieren. Sie
tat es und es fühlte sich ungewohnt an. In der
Auseinandersetzung mit den typischen Kom-
munikationsstrukturen innerhalb der Familie
konnte die Tochter sich mehr und mehr vorstellen, diese Strukturen durch Fragen aufzu-
weichen – auch um sich selbst besser zu
fühlen. Im Verlauf der Begleitung ihrer Mutter gelang es der Tochter, in kleinen Schritten
immer mehr Nähe „auszuhalten" und es auch
zu genießen. Schließlich begann die Mutter in
die „Zwischenwelt" abzudriften. Realität und
Traum flossen immer mehr ineinander über
und sie schlief viel. Die Tochter saß dann lange
am Bett, aber wenn sie gehen wollte, öffnete
die Mutter manchmal die Augen und sagte
Sätze wie: „Geh' doch noch nicht, bleib' doch
noch!" Frau K. fiel schließlich in ein Leber-
koma und starb.

Angesichts des Sterbens ist eine beein-
druckende Sprachlosigkeit zu beobachten.
Das Vermeiden eines Gesprächs über das Sterben resultiert in den meisten Fällen aus der
Abwehr des Unvermeidbaren und es entspricht häufig dem Gefühl, dem jeweils anderen den damit verbundenen Schmerz nicht
zumuten zu wollen. Konsequenz ist, dass eine
unsichtbare Mauer aufgebaut wird, unter der
manchmal beide Parteien leiden. Dritte können dann eine hilfreiche Modellfunktion
übernehmen.

Ein Beispiel:
Eine 72-jährige Patientin (Malignes Histiozy-
tom mit multiplen Metastasen) wurde im
Krankenhaus sehr liebevoll von Sohn und

Schwiegertochter umsorgt. Ihr Allgemeinzustand war sehr schlecht. Innerhalb von sechs
Monaten hatte sie 50 Pfund Körpergewicht
verloren. Sie baute von Tag zu Tag mehr ab.
Schließlich verlor sie auch jeglichen Appetit.
Ihre Kinder brachten ihr jeden Tag Lebens-
mittel mit und bedrängten sie, doch zu essen.
Sie sagten: „Du musst essen; du musst dagegen ankämpfen", aber Frau S. wollte nicht
mehr kämpfen und das Essen ekelte sie. Ihr
Sohn warf ihr schließlich vor, sich nicht genügend zu bemühen, was ihr sehr weh tat. Frau
S. erzählte mir von einer Bekannten, die bei
ihrem Tod nur noch 45 kg gewogen hatte. Ich
äußerte, dass man halt immer weniger wird
und sie nickte. Am nächsten Tag suchte ich
Frau S. während der Besuchszeit auf, um ihre
Kinder zu treffen. Ich beobachtete das täglich
wiederkehrende Ritual und die Angst des Soh-
nes, seine Mutter zu verlieren. Ich sagte: „Es
ist nicht mehr wichtig, dass Ihre Mutter etwas
isst. Wichtig ist jetzt, dass sie nicht allein ist
und dass sie bald nach Hause kommt." Bis zu
diesem Zeitpunkt war das Sterben nicht ein
einziges Mal angesprochen worden. Frau S.
hatte gesagt: „Niemand hört meine verzwei-
felten Schreie." Sie hatte es nicht gewagt, ihr
Sterben anzusprechen, weil sie ihren Sohn
nicht noch trauriger machen wollte. Er hatte
einmal am Bett gesessen und Tränen waren
ihm über die Wangen gelaufen. Ich fragte Frau
S.: „Was haben Sie gesagt?" Sie antwortete:
„Gar nichts!"

Meine Intervention ließ die familiäre Mauer
des Schweigens regelrecht einstürzen. Vor-
sichtige Sätze, wie: „Mama, was kann ich noch
für dich tun?", führten zu offenen Gesprächen, gemeinsamer Trauer und Dankbarkeit über die gegenseitige Liebe, bevor Frau S.
schließlich in ihrer eigenen Wohnung starb.

Später erhielt ich einen Brief, in dem Sohn und Schwiegertochter mir dafür dankten, dass ich ihnen geholfen hatte, über den Tod zu sprechen.

Offenheit zwischen Menschen während des Sterbeprozesses ist immer auch schmerzhaft. Gelebter Abschied tut weh. Nach dem Tod gibt die gelebte Offenheit den Angehörigen allerdings Befriedigung und Trost. Deshalb sollte man den Angehörigen Mut machen und sie darin unterstützen, sich dem Abschied zu Lebzeiten zu stellen.

2.3.2.2   Angst vor Schmerzen, Leiden und dem Alleinsein

Immer wieder geht es in den Gesprächen um die größten Ängste der sterbenden Menschen:

- die Angst vor Schmerzen
- die Angst, leiden zu müssen und
- die Angst vor dem Alleinsein

Ein Beispiel:
Herr W. litt an einem Pankreas-Karzinom. Er wog nur noch 52 kg und sagte: „Wenn ich so weit bin, dass das Leben nicht mehr lebenswert ist; wenn abzusehen ist, dass ich sterben muss ..." – er kam ins Stocken. Ich ließ ihm Zeit. Er fuhr fort: „Ich habe mit meinem Schwiegersohn gesprochen (Medizinstudent), aber der ist dagegen ... gegen den Freitod." Ich hakte nach, was er genau meinte. Er meinte eher Sterbehilfe, dass jemand ihm ein tödliches Medikament geben würde. Er sagte: „Ich meine ... lebensverlängernde Maßnahmen ... immer noch was zu machen, ist doch menschenunwürdig." Ich fragte ihn, ob hinter seinen Gedanken die Angst vor Schmerzen und Leiden in der letzten Le-

bensphase stehen würde und hatte ins Schwarze getroffen. Wir sprachen darüber, dass er sich nicht in eine passive Rolle begeben müsse. Ich riet ihm, mit seiner Frau und seinen Ärzten zu besprechen, was er wünsche bzw. nicht wolle, wenn es zu Ende gehe.

Hilfreich ist, die Patienten in einer solchen Situation auf Patientenverfügungen und Vorsorgevollmachten aufmerksam zu machen, die häufig über den Sozialdienst eines Krankenhauses oder eine Hospizbewegung zu beziehen sind.

Einige Patienten haben angesichts des Sterbens Angst vor dem Alleinsein; andere wollen lieber allein sein. Diese Bedürfnisse unterliegen häufig einem Wandel und müssen deshalb regelmäßig neu ausgelotet werden. Wenige Menschen haben Angst vor dem Tod, viele allerdings vor dem Sterben.

Oft ist es hilfreich, nach den persönlichen Bildern und Befürchtungen der Sterbenden zu fragen, sie wenn möglich zu beruhigen und zu versuchen, grausame Bilder und Vorstellungen zu entkräften.

Ein Beispiel:
Eine 63-jährige Patientin (Zungengrundkarzinom, Leber- und Lungenmetastasen nach Ovarialtumor) hatte große Angst zu verbluten. Sie sah immer wieder das innere Bild eines Schweines, das zum Ausbluten an der Leiter hing. Wir sprachen darüber, was dieses Bild für sie ausdrückte. Allein das Aussprechen kann Angst reduzieren. Frau B. hatte einmal während einer Entspannungsübung einen Teich imaginiert, an dem sie in Gedanken Ruhe und Frieden gefunden hatte. Ich nahm dieses Bild auf und stellte es ihrem Bild gegenüber: Ein Teich, dessen Wasser ganz ruhig im Boden versickert und unterirdisch wieder zu einem Fluss wird, der

dann irgendwann wieder zutage tritt. Das Bild gefiel ihr sehr.

2.3.2.3   Auf Umwegen zum Ziel

Manchmal wird das Thema des eigenen Sterbens vom Patienten angesprochen und auch wieder ausgeblendet. Das sollte grundsätzlich respektiert werden. Nicht selten kommen Sterbende im Gespräch auf Umwegen zum Ziel.

Ein Beispiel:
Während eines Gesprächs über die Belastungen seiner Frau erzählte mir ein schwerkranker 60-jähriger Patient: „Es ist vielleicht komisch, aber im normalen Ablauf eines Tages denke ich überhaupt nicht an das Sterben." Bevor ich reagieren konnte, konstatierte er: „Aber jetzt will ich über ein schönes Thema sprechen" und fragte mich nach meinen Urlaubsplanungen. Ich antwortete, dass ich in meinem nächsten Urlaub nicht weit weg fahren wolle. Ich hätte vor, mich einfach in die Landschaft zu setzen und die Ruhe zu genießen. Der Patient erzählte mir darauf von einer Bootsüberführung von Hamburg über Cuxhaven bis nach Delftzijl, die wunderbar gewesen sei. Dann sprach er von einem Hamburger Maler, der auf seinem Segelboot lebte und wenige Wochen zuvor vor der Küste Irlands an einem Herzinfarkt gestorben sei. Er sagte: „Das ist doch ein schöner Tod: abend ins Bett gehen und morgens nicht mehr aufstehen." Ich entgegnete, dass das von außen vielleicht so aussehe, dass man allerdings den Toten nicht befragen könne, ob er sich nicht einen anderen Tod gewünscht hätte, ob er beispielsweise noch etwas hätte tun oder sagen wollen, wenn er gewusst hätte, dass er sterben

muss. Herr W. antwortete darauf: „Ich möchte diese Zeit mit dem Wissen um meinen Tod nicht missen. Ich erlebe alles viel intensiver. Ich bin süchtig ... nach Leben! Meine Beziehungen haben sich verändert, zum Teil sind sie tiefer geworden. Ich lebe gern! Ich bin glücklich!"

Manche Patienten sprechen ihnen wichtige Dinge nicht direkt an. Ihre Wünsche können auch transportiert werden, indem sie über andere sprechen.

Ein Beispiel:
Eine Sterbende erzählte mir im Beisein ihres Mannes, dass ihre Schwester wenige Monate zuvor verstorben war und dass deren Beerdigung sie sehr gerührt habe. Ich ließ mir die Beerdigung beschreiben, fragte die Frau, was ihr gefallen habe. Die Seelsorgerin hatte viele Rituale in den Trauergottesdienst eingebaut. Ein Adventsengel, den ihre Schwester sehr gemocht hatte und der auf ihrem Nachttisch gestanden hatte, stand neben dem Sarg, umgeben von vielen brennenden Kerzen. Zum Abschluss der Trauerandacht wurden die Anwesenden gebeten, in sich zu gehen, um sich etwas für die Tote oder aber auch für sich selbst zu wünschen.

Während sie erzählte, hörten ihr Mann und ich andächtig zu. Ohne über sich selbst zu sprechen, teilte sie uns doch mit, was sie sich selbst wünschte.

2.3.2.4   Lebens- und Krankheitsbilanzierung angesichts des Abschieds

Es ist nicht notwendig, das Sterben jedes Mal zu thematisieren, wenn es im Raum steht. Ein Patient sagte einmal: „Ich brauche die

Gespräche. Es sind nicht nur die Gespräche, die mir helfen, sondern auch die Dinge, die nicht ausgesprochen werden. Beides gibt mir Halt." Es geht um ein Gleichgewicht. Sterbende wollen nicht ständig über ihr eigenes Sterben reden. Manchmal gibt es einen Konsens im Schweigen, um sich im Anschluss daran im Gespräch wieder dem Leben zuzuwenden.

Eine andere Form des Abschieds ist das Sprechen über das gelebte Leben. Das kann man ohne Gefahr initiieren und es wird von Sterbenden häufig dankbar angenommen. Anknüpfungspunkte ergeben sich aus dem ganz normalen Alltagsgespräch.

Wenn man den Sterbenden schon eine Weile kennt, ist es z. B. möglich, nach Bildern zu fragen: „Sie haben mir so oft von Ihrer Familie und Ihrem Zuhause erzählt, haben Sie eigentlich Bilder?" Nicht wenige Patienten haben eine Sammlung von Fotografien in ihrem Nachtschrank. Es kann ein schönes Erlebnis sein, gemeinsam mit Sterbenden die wichtigsten Stationen aus deren Leben nachzugehen. Das gelebte Leben wird reflektiert, schöne Erfahrungen heben die Stimmung und Abschiede oder nicht gelebtes Leben können bedauert und betrauert werden. Manchmal führen solche Gespräche auch dazu, dass die Patienten neue Erkenntnisse gewinnen und noch auf dem Sterbebett daraus Konsequenzen ziehen.

Für einige Patienten ist es wichtig, ihren Krankheitsverlauf noch einmal Revue passieren zu lassen. Hier geht es im Gespräch dann häufig um erlittene Kränkungen, um Vertrauensverlust und Vorwürfe, die geäußert werden dürfen und akzeptiert werden. Immer wieder fragen sich Patienten: „Womit habe ich das verdient?" Es ist wichtig, auf solche Fragen

und damit verbundene Schuldgefühle einzugehen bzw. deutlich zu machen, dass Krankheit keine Strafe für Verfehlungen ist.

2.3.2.5 Palliative Behandlung angesichts des Todes

Viele Patienten erhalten während ihres Krankheitsverlaufs Chemotherapien - manchmal bis zum Tod. Es ist schwer für sie, mit diesen aufzuhören, weil sie quasi zu einer Dauermedikation geworden sind, die in früheren Zeiten lebensverlängernd gewirkt hat. Manchmal machen die Patienten nur weiter, weil sie sich nicht mit dem Sterben auseinandersetzen wollen – nach dem Motto: „Solange noch etwas getan wird ...". Wenn dann der Wunsch geäußert wird: „Ich möchte keine Chemo mehr!", sollte man die Patienten darin unterstützen, dass der Wunsch gehört und umgesetzt wird. Oft fühlen sich die Patienten erleichtert, wenn die Übelkeit und das Erbrechen ein Ende haben. Immer wieder kommt es dazu, dass angesichts des Sterbens aufgrund körperlicher Komplikationen ein palliativer Eingriff notwendig wird.

Ein Beispiel:
Eine 60-jährige Patientin (beidseitiger Brustkrebs, Rezidiv eines Tuben-Ca, Lebermetastasen), die ich während eines ambulanten Gruppenangebotes in der psychoonkologischen Nachsorge kennengelernt hatte, wurde wegen eines Tumorprogresses im Bauchraum stationär eingewiesen. Innerhalb von drei Monaten hatte sie vierzig Pfund an Gewicht verloren. Nun drohte ein Darmverschluss, der eine palliative Operation unumgänglich machte. Frau K. sagte: „Ich habe mich darauf

eingestellt zu sterben, obwohl ich es nicht will!" Ihr Mann saß mit geröteten Augen am Bett. Die wenigen Sätze, die er sagte, zeugten von seiner Hilflosigkeit und seinen Ohnmachtsgefühlen: „Man kann ja nichts tun. Man muss warten." Frau K. hatte große Sorge, dass ihr Verstand durch die Operation leiden würde, dass sie ihre geistige Fitness einbüßen würde und sie hatte Angst, nach der Operation an Schläuchen zu hängen, abhängig und hilflos zu sein. Noch mehr Angst hatte sie allerdings vor einem qualvollen Tod. Es gab keine Alternative und niemand sprach mehr von Heilung. Frau K. sagte: „Es ist schwer, sich an die veränderte Atmosphäre zu gewöhnen. Die Ärzte sprechen mir keinen Mut mehr zu. Die Chirurgen sind still geworden. Vielleicht ist es das Beste, nicht wieder aufzuwachen." Während der ärztlichen Operationsvorbereitungen wurde Frau K. auch über die Möglichkeit einer Embolie aufgeklärt. Sie sagte dazu: „Etwas Besseres (als an einer Embolie zu sterben) könnte mir ja nicht passieren." Der Chirurg antwortete: „Das sehe ich auch so!" Seit dieser Bemerkung hatte Frau K. Angst vor einem grausamen Ende. Ich besuchte sie am Abend vor der notwendigen Operation und brachte ihr einen kleinen blauen Glasstein mit: einen „Traumstein", den sie in die Hand nehmen sollte, um besser schlafen zu können. Nach überstandener Operation erzählte sie mir, dass sie sich den Stein auf den Bauch geklebt und dass es ihr geholfen habe. Jetzt war der Stein verschwunden und sie war ein wenig unglücklich. Ich sagte: „Der Traumstein hat seinen Zweck erfüllt. Jetzt brauchen Sie ihn nicht mehr."

2.3.2.6 Bedürfnisse angesichts des Todes

Angesichts des Todes werden kleine Dinge wichtig: noch einmal das Bett verlassen können; etwas essen können; das eigene Bett mit dem Wildseidenbettbezug und die körperliche Nähe zum Ehemann, an den man sich klammern kann. Viele Patienten erleben eine tiefe Dankbarkeit für jeden Tag, den sie zu Hause verbringen können. Eine Patientin sagte: „Jeder Tag im Krankenhaus ist ein verlorener Tag. Jeder Tag zu Hause ist eine Kostbarkeit!" Vielleicht ist es möglich, im Gespräch mit den Sterbenden das zu betrauern, was nun alles nicht mehr geschehen kann: beispielsweise die neue, wunderschöne behindertengerechte Wohnung zu genießen oder bei der Konfirmation der Enkelin dabei sein zu können. Die Energiereserven von Sterbenden sind häufig rasch verbraucht. Patienten tendieren dazu, sich aus Höflichkeit zusammenzunehmen – schlimmstenfalls, bis ihnen die Luft wegbleibt. Der Gesprächspartner muss dann steuern. Ein Satz wie: „Sie müssen mich nicht unterhalten. Ich bleibe noch eine Weile bei Ihnen und bewache Ihren Schlaf", gibt dann die Erlaubnis zum wohltuenden Wegnicken.

2.3.2.7 Der sich nähernde Abschied

Wenn die Krebserkrankung voranschreitet und das Sterben sichtbar wird, kommt es häufig zum Rückzug der Mitmenschen; aber auch die Sterbenden ziehen sich zurück. Sie beginnen, die Menschen auszuwählen, die sie noch um sich haben wollen. Dieser Wunsch sollte grundsätzlich respektiert werden. Ein nächster Angehöriger sollte als „Besuchskoordinator" bestimmt werden, um den Sterbenden vor Überraschungsbesuchen, wie beispielsweise dem eines achtköpfigen Kegelklubs nach der Anlage eines Anus praeters oder „entgeisterter Nachbarn", zu schützen.

Ein Beispiel:
Eine Patientin erhielt Besuch von einer Nachbarin, die sie seit vier Monaten nicht gesehen hatte. Die Patientin hatte in diesem Zeitraum 40 Pfund an Gewicht verloren. Da die Nachbarin vollkommen entsetzt reagierte, fühlte die Patientin sich aufgefordert, ihre Krankengeschichte der letzten Monate zu erzählen. Sie sagte danach zu mir: „Irgendwann habe ich gemerkt, dass ich aufhören muss. Es wurde mir selbst zuviel. Es ist besser für mich, mit Menschen zusammen zu sein, die einfach wissen, wie es um mich steht, denen ich nichts erklären muss und mit denen ich auch über ganz normale Dinge reden kann."

Wenn der sterbende Mensch anfängt, immer mehr in einen anderen Bewusstseinszustand hinüberzugleiten, beginnt für die anwesenden Angehörigen eine schwere Zeit. Eine Zeit, in der sie am Bett sitzen, vielleicht die Hand halten, die heiße Stirn kühlen und den Atemzügen des Patienten lauschen.

Manchmal sind sterbende Menschen körperlich sehr unruhig – auch wenn sie bewusstlos sind. Wenn abgeklärt ist, dass die Unruhe nicht Folge von Schmerzen ist, kann es hilfreich sein, beruhigend auf sie einzusprechen oder eine Lieblingsmusik aufzulegen, die entspannend wirkt.

Wenn der Patient unter Atemnot leidet, stark verschleimt ist oder die Lunge laut rasselt, liegen die Nerven der Angehörigen über kurz oder lang blank. Dann taucht der Wunsch auf, dass es „bald vorbei sein möge" und mit diesem

Wunsch das schlechte Gewissen, dem Menschen, den man liebt, den Tod zu wünschen.

Es ist nur sehr schwer auszuhalten, wenn ein Mensch an der Schwelle des Todes steht und das Sterben sich hinzieht. Wichtig ist es, den Angehörigen in einer solchen Situation zu vermitteln, dass es nachvollziehbar und in Ordnung ist, wenn man einfach nicht mehr zusehen mag, wenn ein Mensch, den man liebt, stirbt.

2.3.2.8 Gesprächstechniken

Man sollte versuchen, den sterbenden Menschen ins Gesicht zu schauen, auf ihre Körperhaltung zu achten und entsprechende Fragen zu stellen, beispielsweise: „Bedrückt Sie etwas?"; „Machen Sie sich Sorgen?"; „Möchten Sie mir etwas sagen?". Indem man fragt, signalisiert man Gesprächsbereitschaft. Der Sterbende sollte jedoch selbst entscheiden, ob und wann er/sie über sein/ihr Sterben sprechen möchte. Wichtig ist es, Sterbende möglichst unter vier Augen auf ihre psychische Befindlichkeit anzusprechen.

Ein Beispiel:
Herr N. (Pankreas-Karzinom) war 62 Jahre alt und nahm an einer stationären experimentellen Chemotherapie teil – in der Hoffnung, sein Leben zu verlängern. Bei einem Besuch im Krankenhaus erlebte ich ihn sehr nervös und angespannt. Er rieb sich seine Arme. Ich fragte ihn, was ihn bewege und er antwortete: „Ich fühle mich krisselig." Dann beklagte er sich bitter über das lieblose Essen im Krankenhaus. Das Gespräch hatte im Beisein von zwei Mitpatienten stattgefunden und ich hatte das Gefühl, dass Herrn N. noch

etwas anderes „unter seiner Haut saß", das ihn „krisselig" machte. Aus diesem Grund lud ich ihn am Nachmittag in die Beratungsstelle ein, um unter vier Augen mit ihm sprechen zu können. Es war ein kurzer Fußweg, den Herr N. kräftemäßig gerade noch bewältigen konnte. Er setzte sich und begann sogleich, nach weiteren Gründen für sein „seelisches Tief" zu suchen. Er sagte: „Ich kann es nicht definieren." Ich bat ihn, seine Gefühle zu umschreiben. Er antwortete prompt: „Angst, Beklemmungen, Fassungslosigkeit und langsames Begreifen". Dann erzählte er mir von einem Traum, der ihn zutiefst erschreckt hatte. In diesem Traum sah er sich sitzend oder kniend tief in der Erde. Durch die Grasdecke hindurch sah er Gestalten. Er sagte: „Ich sah von innen nach außen, als würde ich im Sarg liegen." Es war für ihn wie eine Vision. Seitdem fühlte er sich „zittrig". Wir sprachen über seine Angst vor dem Sterben. Nach diesem Gespräch bot ich Herrn N. eine Entspannungsübung an. Während dieser Übung ließ ich ihn einen Baum imaginieren, um ihm etwas Ruhe und Stabilität zu geben. Er imaginierte eine Buche: „einen großen, starken Baum". Im Anschluss an die Übung sagte er: „Ich habe gelesen, dass die Buche gefährdet ist." Ich ließ den Satz unkommentiert im Raum stehen. Er erinnerte den Satz seiner Großeltern bei drohendem Gewitter: „Buchen sollst du suchen; Eichen sollst du weichen." Wohltuende und warme Kindheitserinnerungen tauchten auf. Herr N. wirkte nach unserem Gespräch und der Übung sehr gelöst.

Wichtige Gesprächsstrategien in der Begleitung von Sterbenden sind:

– Signalisieren Sie Gesprächsbereitschaft.
– Stellen Sie offene Fragen.
– Achten Sie auf Signale und respektieren Sie diese
– Sprechen Sie mögliche Ängste an.
– Erfragen Sie Wünsche und Bedürfnisse und versuchen Sie, diese zu erfüllen.
– Regen Sie Gespräche zur Lebensbilanzierung an.
– Ermutigen Sie die Angehörigen zu Offenheit im Gespräch mit den Sterbenden.

2.3.2.9 Resümee

Sterbebegleitung ist Familienbegleitung. Begleiter sollten in erster Linie die familiäre Kommunikation fördern und die Lücken schließen, die die Familie zum jeweiligen Zeitpunkt nicht füllen kann, beispielsweise die Auseinandersetzung der Patienten mit Schuldgefühlen oder mit der Wut über die Ungerechtigkeit, so früh sterben zu müssen. Es geht darum, Modell und Vermittler zu sein.

Aufklärung und Angstreduktion angesichts des Sterbens sind notwendig. Es muss eine neue Kultur entwickelt werden und jeder kann in seinem eigenen Alltag damit beginnen:

– Verfassen Sie zusammen mit Ihrem Lebenspartner ein Testament.
– Sprechen Sie mit Ihren Angehörigen darüber, wie Sie beerdigt werden möchten.
– Und fragen Sie ihren krebskranken Nachbarn oder Kollegen, wie es ihm geht.

3 Zur Kooperation aller an der Finalversorgung von Tumorkranken beteiligten Organisationen

Eberhard Klaschik

3.1 Institutionen des Sterbens – die Bedeutung der Netzwerkarbeit

Sterben und Tod sind eine Realität, seit es Menschen gibt. Die Entwicklung der Medizin und anderer Wissenschaften sowie das soziale Umfeld haben dazu geführt, den Zeitpunkt und die Form des Sterbens entscheidend zu verändern. Die Lebenserwartung ist höher geworden, die Fähigkeit, Leid zu ertragen, geringer.

Todesursachen haben sich verändert. Früher waren es die Infektionskrankheiten, an denen die Menschen starben – meistens im Kreise der Familie. Heute sterben die Patienten an den Folgen der Zivilisationskrankheiten – überwiegend im Krankenhaus, evtl. sogar von Familie und Freunden getrennt.

Zahlreiche Umfragen haben immer wieder das gleiche Ergebnis gebracht, nämlich:

1) den Wunsch der Menschen, im Sterben nicht allein gelassen zu werden, sondern an einem vertrauten Ort, umgeben von vertrauten Menschen zu sterben;
2) den Wunsch der Menschen, im Sterben nicht unter Schmerzen und anderen körperlichen Beschwerden leiden zu müssen;
3) den Wunsch, noch letzte Dinge zu regeln;
4) den Wunsch, die Sinnfrage stellen und besprechen zu dürfen.

Krankenhäuser sind vor allem für Diagnostik und die sachgerechte, möglichst kurative Behandlung von Krankheiten aller Art gedacht. Diese prinzipiell kurative Einstellung der Krankheit gegenüber ist natürlich sinnvoll und notwendig, solange auch nur geringe Erfolgsaussichten bestehen. Aber sie erschwert auf der anderen Seite das rechtzeitige Akzeptieren und damit das Erkennen des Zeitpunktes, von dem an nichts mehr gegen die Krankheit getan werden kann.

Eine Gießener Forschungsgruppe veröffentlichte 1989 im Deutschen Ärzteblatt die Ergebnisse einer Umfrage über die Sterbebedingungen in bundesdeutschen Krankenhäusern und Kliniken. Die Untersuchung ergab, dass 75 % der Mitarbeiter der Meinung waren, die Sterbebedingungen seien menschenunwürdig. Ebenso viele gaben an, dass sie nicht genügend Zeit für die Betreuung Sterbender hätten. Zwei Drittel der Mitarbeiter waren der Meinung, dass sie eine unzureichende Ausbildung im Umgang mit Sterbenden besaßen und sie glaubten, dass bei hoffnungslosen Fällen zu häufig noch lebensverlängernde Maßnahmen ergriffen würden. Ein Drittel der Mitarbeiter empfanden gar, dass mit den Toten unwürdig umgegangen werde.

3.1.1 Palliativmedizin

In Anbetracht der Tatsachen – hohe Sterblichkeit von Tumorpatienten, unzureichende Schmerztherapie und Symptomkontrolle, menschenunwürdige Sterbebedingungen –

räumt die Weltgesundheitsorganisation der Hospizbewegung und Palliativmedizin höchste Priorität ein.

Die WHO definiert die Palliativmedizin wie folgt: „Die Behandlung von Patienten mit aktiver, progressiver, weit fortgeschrittener Erkrankung und einer begrenzten Lebenserwartung, für die das Hauptziel der Begleitung die Lebensqualität ist."

Auf Patienten mit Tumorerkrankungen übertragen, ergibt sich folgende Umschreibung der Palliativmedizin: Die Palliativmedizin widmet sich schwerstkranken Krebspatienten im fortgeschrittenen Stadium ihrer Tumorerkrankungen, die nach dem heutigen Stand der Wissenschaft nicht mehr heilbar sind. Die Palliativmedizin kämpft also nicht in erster Linie gegen die Tumorerkrankung selbst, sondern gegen alle durch sie verursachten Symptome. Dabei nimmt die Schmerztherapie eine zentrale Stellung ein.

Die Palliativmedizin:

- bejaht das Leben und sieht das Sterben als einen normalen Prozess
- will den Tod weder beschleunigen noch hinauszögern und ist damit eine eindeutige Absage an die aktive Sterbehilfe
- sorgt für Schmerzlinderung und Linderung anderer belastender Symptome
- integriert die psychischen und spirituellen Bedürfnisse
- bietet Unterstützung an, damit das Leben der Patienten bis zum Tod so aktiv wie möglich sein kann und
- bietet der Familie während der Erkrankung des Patienten, aber auch in der Trauerphase Unterstützung an

Die Palliativmedizin hat ihren Ursprung in der modernen Hospizbewegung. Im Zentrum der Hospizbewegung steht die Hospizidee. Diese strebt eine ganzheitliche Betreuung und Begleitung Schwerstkranker und Sterbender an: mit dem Ziel, physisches, psychisches, spirituelles und soziales Leiden zu lindern.

Die praktische Umsetzung der Hospizidee erfolgt ambulant in Hausbetreuungsdiensten, teilstationär in Tageskliniken und stationär in Hospizen oder auf Palliativstationen. Während Hospize in der Regel eigenständige Häuser sind, sind Palliativstationen üblicherweise in ein Krankenhaus integriert oder einem Krankenhaus angegliedert.

Die Hospizidee und die Palliativmedizin sind als ein ganzheitliches Konzept zu verstehen, und zwar sowohl inhaltlich als auch organisatorisch. In der organisatorischen Konzeption steht die ambulante palliative Versorgung eindeutig im Vordergrund; darüber hinaus benötigen wir aber stationäre palliative Einrichtungen zur kompetenten Betreuung der schwerstkranken Tumorpatienten. Bei den Organisationsformen wird unterschieden zwischen stationären, teilstationären und ambulanten Diensten.

3.1.2 Ambulante Dienste

3.1.2.1 Hausarzt und Gemeindeschwester

Terminalkranke Tumorpatienten möchten in der Regel zu Hause sterben und selbst, wenn dies nicht möglich ist, verbringen diese Patienten die meiste Zeit zu Hause. Es liegt nahe, dass der Hausarzt erster Ansprechpartner für den Patienten ist. Er gewährleistet die Kontinuität der Versorgung und koordiniert die verschiedenen Hilfsangebote, die der Patient benötigt. Der Hausarzt muss aber die Schmerztherapie und Symptomkontrolle beherrschen, und auch die Gemeindeschwester muss die Grundprinzipien der Palliativpflege anwenden können.

Aber gerade darin liegt ein Problem, denn in Deutschland hat kein praktizierender Arzt während seines Studiums von den Grundprinzipien der Palliativmedizin, der Schmerztherapie, der Symptomkontrolle, der Kommunikation mit Schwerstkranken und Sterbenden, aber auch der Ethik im Zusammenhang mit Sterben und Tod gehört.

Weil die Aus- und Fortbildung der Eigeninitiative des Arztes überlassen bleibt, brauchen viele Hausärzte Unterstützung, um kompetente Hilfestellung zu geben. Statistisch gesehen versorgt jeder Hausarzt ein bis zwei finale Tumorpatienten pro Jahr. Daraus folgt, dass grundsätzlich nur wenig Erfahrung in der Schmerztherapie und Symptomkontrolle vorhanden ist. Der Einsatz von starken Opioiden erfolgt zu selten und zu spät. Und wenn sie zum Einsatz kommen, wird die Dosis zu niedrig gewählt und eine Dosisanpassung an das Schmerzniveau unterbleibt.

Diese grundsätzliche Einschränkungen in der Qualifizierung betreffen auch die Gemeindeschwestern und die Mitarbeiter der Sozialstation. Es besteht deswegen ein enormer Bedarf an Aus- und Fortbildung in Schmerztherapie, Symptomkontrolle, speziellen Verbands- und Lagerungstechniken, Gesprächsführung mit Schwerstkranken und Sterbenden sowie Anleitung und Stützung von Angehörigen.

3.1.2.2 Hausbetreuungsdienste – ambulante Hospizdienste

Aus den erkannten Defiziten haben sich zur Verbesserung der Situation im ambulanten Bereich Hausbetreuungsdienste entwickelt. Die Realisierung der Hausbetreuungsdienste in Deutschland wurde in den letzten Jahren überwiegend unter dem Gesichtspunkt der Ehrenamtlichkeit gesehen und dies, obwohl der erste deutsche Hausbetreuungsdienst (Köln) nachweisen konnte, dass die Betreuung Schwerstkranker und Sterbender Professionalität erforderlich macht. Gleichwohl ist Ehrenamtlichkeit zur flächendeckenden Versorgung ein unverzichtbarer Dienst im Sinne der Hospizidee.

Für eine qualifizierte, den hohen Ansprüchen gewachsene, finanziell tragbare hospizliche Tätigkeit ist ein professionelles Kernteam mit ehrenamtlicher Unterstützung die Alternative für die Zukunft.

Aufgaben eines spezialisierten Hausbetreuungsdienstes sind:

- Überwachung der vom Hausarzt eingeleiteten Schmerztherapie und Symptomkontrolle bezüglich Wirkung, Nebenwirkung und Regelmäßigkeit
- spezielle Palliativpflege
- Angehörigenbetreuung und -begleitung
- Anleitung und Qualifizierung von Familie, Freunden, Ehrenamtlichen und Sozialstationen für pflegerische und schmerztherapeutische Maßnahmen und Techniken
- psychosoziale Betreuung von Patienten und Angehörigen
- sozialrechtliche Beratung und
- Trauerarbeit

Das Aufgabengebiet der Ehrenamtlichen kann sehr umfangreich sein und reicht von Besuchsdiensten über praktische hauswirtschaftliche Tätigkeiten bis hin zur Sterbebegleitung. Um diesen Aufgaben gerecht zu werden, benötigt das Hausbetreuungsdienst-Team eine intensive Fortbildung und Professionalität in der Schmerztherapie, Symptomkontrolle, Pflege und psychosozialen Betreuung von Patienten und Angehörigen.

Das erklärte Ziel eines Hausbetreuungsdienstes ist es, dem Wunsch des Patienten und seiner Angehörigen nach Selbstbestimmung, Erhalten oder Wiederherstellung von Lebensqualität solange wie möglich im häuslichen Bereich gerecht zu werden. Grenzen werden dem Team eines Hausbetreuungsdienstes aufgezeigt, wenn Patienten einen Single-Haushalt führen und nicht auf Angehörige, Freunde oder Nachbarschaftshilfe zurückgreifen können.

Aus dem oben dargestellten Aufgabenbereich lässt sich ableiten, dass ein großer Teil der Tätigkeiten nicht über die Krankenkassen abrechenbar ist. Bisher kann eine gesetzliche Leistungspflicht der Krankenkassen für ambulante Hospizdienste nur auf dem Boden der Grund- und Behandlungspflege abgeleitet werden, während die psychosoziale Betreuung nicht abgerechnet werden kann. Auch die Pflegeversicherung wird die Hausbetreuungsdienste nicht in die Lage versetzen, kostendeckend zu arbeiten.

3.1.2.3 Tageshospize

Unter den Hospizdiensten ist das Tageshospiz in Deutschland am wenigsten vertreten. 1995 registrierte die Bundesarbeitsgemeinschaft Hospiz sieben Tageshospize. Grundsätzlich können zwei Tageshospizmodelle unterschieden werden.

Die einen orientieren sich mehr an der Erfüllung psychosozialer Aufgaben (Beschäftigungstherapie, Krankheitsbewältigungsstrategien, Herstellung gesellschaftlicher Kontakte), die anderen Zentren bieten zusätzlich ein intensives medizinisches Angebot mit kompetenter Schmerztherapie, Symptomkontrolle und Physiotherapie an. Diese Tageshospize sind in der Regel integrativer Teil eines stationären Hospizes, einer Palliativstation oder eines Hausbetreuungsdienstes. Sie fungieren gleichsam als Bindeglied zwischen ambulanten und stationären Hospizdiensten, so dass stationäre Patienten über die Tagesklinik nach Hause entlassen werden können bzw. Patienten aus der Betreuung durch einen Hausbetreuungsdienst über die Tagesklinik in die stationäre Behandlung übernommen werden können.

Das Team besteht aus hauptamtlichen Mitarbeitern (Arzt, Krankenschwestern, Beschäftigungstherapeuten, Physiotherapeuten) und Ehrenamtlichen. Schwerpunkt der Arbeit ist die Rehabilitation der Patienten, die Entlastung der Angehörigen, die Verhinderung einer stationären Aufnahme und die Verkürzung der Behandlung in einem Hospiz oder auf einer Palliativstation.

Da die Rehabilitation wegen der fortschreitenden Erkrankung begrenzt ist, muss das betreuende Team sensibel für die Grenzen der Belastungsfähigkeit des Patienten sein. Die Arbeit des Tageshospizes zielt darauf ab, die Unabhängigkeit, das körperliche und seelische Wohlbefinden, die Würde und Selbstachtung so lange wie möglich aufrecht zu erhalten.

3.1.3   Stationäre Einrichtungen

Nicht jeder hat eine Familie und nicht jede Familie ist in der Lage, schwerstkranke Patienten im Endstadium zu pflegen und zu betreuen. Und selbst dort, wo Familienangehörige willens sind, den Erkrankten zu versorgen, scheitert die weitere Betreuung häufig an physischen und psychischen Überlastungen der Betroffenen.

Indikationen für eine stationäre Behandlung sind:

– eine unzureichende Symptomkontrolle (Schmerzen, Übelkeit, Erbrechen, Dyspnoe, Verwirrtheit, Unruhe, u.v.m.)
– eine unzureichende Versorgung zu Hause durch Zusammenbruch
– oder das Nichtvorhandensein eines versorgenden sozialen Netzes (Familie, Freunde, Nachbarschaft)

3.1.3.1   Hospiz

Das Wort „Hospiz" steht im weitesten Sinne für eine Bewegung und Idee. Im engeren Sinne versteht man darunter die stationäre Verwirklichung der Hospizidee in einem „freistehenden" Gebäude mit eigener Infrastruktur. Hospize machen es sich zur Aufgabe, Menschen in der letzten Phase einer unheilbaren Erkrankung zu unterstützen und zu pflegen, damit sie in dieser Zeit so bewusst und zufrieden wie möglich leben können.

Einheitliche Aufnahmekriterien existieren in Deutschland nicht und sind häufig sehr vage formuliert. So werden Patienten mit definierten Krankheitsbildern (AIDS, Tumorerkrankung) im Finalstadium ebenso aufgenommen wie Patienten ganz allgemein mit Erkrankungen im nicht therapierbaren Stadium.

Die Stärke eines Hospizes liegt im interdisziplinären Team, das sich dem Ziel der ganzheitlichen Pflege, Versorgung,Betreuung und Begleitung inkurabler Patienten verschrieben hat. Die ärztliche Einbindung erfolgt über die Hausärzte der Patienten oder durch einen niedergelassenen Arzt, der bei Bedarf zu den Patienten des Hospizes gerufen wird.

Grundsätzlich kann man sagen, dass die ärztliche Präsenz in den deutschen Hospizen zu gering ist. Wenn man davon ausgeht, dass in Hospizen Patienten im Endstadium ihrer Erkrankung liegen, und man weiß, dass im Finalstadium zahlreiche behandlungsbedürftige Symptome (Änderung der Schmerzintensität, Übelkeit, Erbrechen, Regurgitation, finales Lungenoedem, Myoklonien usw.) auftreten, ist auch in den Hospizen ein qualifizierter, unmittelbar verfügbarer Arzt einzufordern.

3.1.3.2   Palliativstationen

Die Palliativstation ist neben dem Hospiz eine weitere Umsetzung der Hospizidee im stationären Bereich. Sie ist entweder in ein Krankenhaus integriert oder einem solchen angegliedert. Die Palliativstationen können als zweite Generation der Hospizbewegung angesehen werden und sie bringen die Hospizlichkeit in Akutkrankenhäuser wieder zurück. Die Aufgaben und Ziele der Arbeit auf einer Palliativstation leiten sich aus den Grundsätzen der Hospizidee ab. Diese sind in den vorausgehenden Kapiteln schon ausreichend dargestellt worden.

Die Arbeit auf einer Palliativstation erfordert hohe fachliche Kompetenz. Die Ärzte und das Krankenpflegepersonal sind gleichermaßen gefordert, sich exquisite Kenntnisse in der Schmerztherapie und Symptomkontrolle anzueignen, sie müssen die Grundprinzipien der Onkologie beherrschen, sich mit den Themen Sterben, Tod und Trauer auseinandersetzen und über Kenntnisse in der Gesprächsführung mit schwerstkranken Tumorpatienten verfügen.

Voraussetzungen für ein gut funktionierendes Palliativteam sind:

— fachliche Kompetenz
— Flexibilität
— Achtung vor anderen
— Teamgeist
— Gespür für Vertrauen und Vertraulichkeit,
— Arbeiten an gemeinsamen Aufgaben und Zielen
— Kontaktfreudigkeit
— die Fähigkeit, Fehler zugeben können
— Sinn für Humor und
— kompetente Leitung

Die Vorteile einer Palliativstation ergeben sich aus der Qualifikation und dem besonderen Personalschlüssel des Teams. Auf einer Palliativstation ist nicht nur eine kompetente Schmerztherapie und Symptomkontrolle möglich, sondern auch eine umfassende psychische Unterstützung von Patient und Familie.

3.1.3.3 Das Konsiliarteam

Die Hospizidee – und damit die Palliativmedizin – will das bestehende Gesundheitssystem ergänzen und nicht ersetzen. Insofern ist es wichtig, dieses Konzept in die vorhandenen Institutionen zu implementieren.

Ein preiswertes und effektives Angebot, die Palliativmedizin in das bestehende System zu integrieren, stellt das Konsiliarteam dar: Ein in der Palliativmedizin erfahrenes Team (Arzt, Krankenschwester, Krankenpfleger, Seelsorger, Physiotherapeut) bietet seine Kenntnisse und Erfahrungen in der Schmerztherapie, Symptomkontrolle, ganzheitlichen Pflege und psychosozialen Begleitung den Allgemeinstationen eines Krankenhauses an. Der Vorteil liegt darin, dass die Grundprinzipien der Hospizidee einen unmittelbaren Multiplikatoreneffekt erhalten. Außerdem erhalten auch solche Patienten eine adäquate Schmerztherapie und Symptomkontrolle, die keine Überweisung in ein Hospiz oder eine Palliativstation wünschen oder die aufgrund ihrer Erkrankung nicht die Aufnahmekriterien für eine stationäre Hospizinstitution erfüllen. Ein palliatives Konsiliarteam ist damit für die Symptomkontrolle aller terminal Kranken ansprechbar zu einem Zeitpunkt, der weit vor der Finalphase liegen kann. Dies ermöglicht sehr häufig noch die Entlassung nach Hause. Ein Konsiliarteam kann auch zu einem sehr frühen Zeitpunkt einer unheilbaren Krankheit eingebunden werden. So kann eine palliative Betreuung im Voraus geplant und Krisensituationen antizipativ begegnet werden.

Ein weiterer Vorteil eines Palliativdienstes ist die Möglichkeit hospizlicher Pflege von Sterbenden im klinischen Alltagsleben. Sowohl Wissen und Fähigkeiten in der Schmerztherapie und Symptomkontrolle als auch psychosoziale Betreuung können so auf der Allgemeinstation eines Krankenhauses vermittelt und vorgelebt werden. Häufig kann ein Beratungsteam als Vermittler zu einem Hospiz oder einer Palliativstation dienen, wenn die palliativmedizinischen Probleme auf der Allgemeinstation nicht zu lösen sind. Ein Konsiliarteam könnte auch die Beraterfunktion im ambulanten Bereich übernehmen. Als beispielhaft hierfür sei das Support-Modell in Göttingen genannt.

3.1.4 Zusammenfassung

Die Hospizidee und die Palliativmedizin haben zeigen können, dass die Betreuung und Begleitung Schwerstkranker und Sterbender in Bezug auf physisches, psychisches, soziales und geistig-seelisches Leiden wesentlich verbessert werden kann.

Es müssen in Zukunft hospizliche und palliativmedizinische Konzepte mit dem Schwerpunkt der ambulanten Versorgung entwickelt werden.

Zur Unterstützung der bestehenden Strukturen sind im ambulanten Bereich spezialisierte Palliativdienste ebenso notwendig wie im stationären Bereich Palliativstationen und -Hospize. Zur Qualitätssicherung sind umfassende Aus- und Fortbildungsmaßnahmen notwendig, um insbesondere Ärzte und das Krankenpflegepersonal für das ganzheitliche Behandlungskonzept der Hospizidee zu sensibilisieren.

3.2 Das „Netzwerk Profis Plus" – ein Praxisbericht

Jutta Schnitzer

Hospiz heute ist nicht eigentlich ein Haus, sondern eine Idee, eine Philosophie, die auf mindestens drei Säulen ruht: kompetente palliativmedizinisch wirkende Ärzte, palliative Pflege und psychosoziale Begleitung durch Ehrenamtliche.

Ziel des Hospizes ist, dass die Menschen ihren Bedürfnissen gemäß, selbstbestimmt, in Würde, d.h. schmerzfrei und nicht alleingelassen leben und sterben können, so dass auch diese letzte Zeit eine individuelle Lebensqualität behält.

Dabei gilt der Grundsatz „ambulant vor stationär", denn ca. 80% auch unserer Tumorkranken möchten gern zu Hause sterben, wenn ihnen dort der nötige Betreuungsrahmen gegeben wird.

Hospizbetreuung im Hospizdienst Christophorus e.V. bedeutet das Zusammenwirken von Ärzten, insbesondere den Ärzten von Home Care Berlin e.V., Schwestern und Pflegern, Seelsorgern und Sozialarbeitern in Krankenhäusern, Pflegeheimen und vor allem auch zu Hause: in Form eines Betreuungsnetzwerkes.

Dieses Hospizkonzept wurde „Netzwerk Profis-Plus" genannt, da der Einsatz der ehrenamtlichen, ambulanten Hospizmitarbeiterinnen und -mitarbeiter als das psychosoziale Plus zum Einsatz der Profis gesehen wird.

3.2.1   Zur Wirkungsweise der hospizlichen Netzwerkarbeit

Ein Beispiel:
Zu Frau W. wurde ich auf die Intensivstation eines Krankenhauses gerufen. Sie war gerade mit ihrem Mann und vier Kindern im Alter zwischen zehn und 18 Jahren als Russlanddeutsche in Berlin eingetroffen und mit ihrer bereits sehr fortgeschrittenen und äußerst schmerzhaften Krebserkrankung direkt ins Krankenhaus gekommen. Man hatte dort die Schmerzen annähernd unter Kontrolle bekommen. Eine Aussicht auf Besserung oder gar Heilung gab es nicht für die 41-Jährige. Der Krebs hatte bereits weit gestreut.

Die Familie besuchte die Kranke zwar regelmäßig, aber ein Bleiben im Krankenhaus bis zum Schluss war sicher nicht sinnvoll. Die Ärzte gaben ihr noch ein bis zwei Monate zu leben. War eine Verlegung in ein Pflegeheim angebracht, zu all den alten Menschen – oder wäre es sogar möglich, die Mutter zu ihren Kindern und dem Mann nach Hause zu entlassen? Das waren die Fragen, die ich zusammen mit der Familie erörterte, um zu ergründen, ob eine Verlegung nach Hause - also ein Sterben zu Hause im Aussiedlerwohnheim möglich wäre. Zu prüfen war besonders, inwieweit Herr W. ein Leben und Sterben seiner todkranken Frau mitzutragen bereit war und vermochte.

„Wir können nichts mehr für Sie tun!" Dieser Satz – oder so ähnlich – wird immer noch viel zu häufig in Krankenhäusern ausgesprochen. Sterben und Tod stehen bevor, doch kaum einer mag dies aussprechen, kaum einer mag sich damit auseinandersetzen, dass dieses Leben endlich ist, auch Ärzte und Krankenpflegepersonal haben oft Schwierigkeiten damit. Vor allem haben oder nehmen sie sich nicht die nötige Zeit, um auf die eigentlichen Fragen und Bedürfnisse der Sterbenden und ihrer Angehörigen nach einem selbstbestimmten Leben vor dem Sterben einzugehen und diese entsprechend zu beraten. Bei den betroffenen Menschen – den Sterbenskranken und ihren Angehörigen gleichermaßen – entsteht ein Schock, eine Blockade und Angst! Sie haben Angst:

– vor Schmerzen in erster Linie
– davor, total abhängig zu werden von fremder Hilfe
– davor, diese Hilfe nicht im nötigen Umfang bekommen zu können
– vor dem Alleinsein
– vor bleibender Wertlosigkeit
– vor bevorstehender Würdelosigkeit
– vor dem Tod, denn fehlende Spiritualität in unserer Gesellschaft wirft verstärkt die Frage nach dem DANACH auf

Zu viele Schwerstkranke und Sterbende wissen leider immer noch nicht, dass es auch in dieser Situation Hilfe und Unterstützung gibt. Dass der Mensch gern diesen letzten Abschnitt seines Lebens selbst bestimmen, selbst gestalten möchte, scheint ihm nicht erreichbar, weil er von einer modernen Schmerztherapie und von der Möglichkeit, weitreichende andere Hilfen von außen zu bekommen, also von der Hospizbewegung, nichts weiß. Selbst in Berlin, wo es bereits 16 ambulante, ehrenamtliche Hospizdienste gibt, werden entsprechende Patienten in den Krankenhäusern und auch von den niedergelassenen Ärzten in der Regel leider noch nicht auf diese Möglichkeit der hospizlichen Beratung und Begleitung hingewiesen.

Es geht darum, zunächst die Bedürfnisse des Körpers zu befriedigen und damit um einen möglichst geringen körperlichen Verfall, um Beherrschung der Ausscheidungsprozesse, Freihaltung der Atemwege, ausreichend Schlaf, Durststillung und – an erster Stelle – Linderung der Schmerzen. Der Arzt und das kompetente Pflegepersonal sind dazu aufgerufen, diese Bedürfnisse zu befriedigen. In Berlin ist man in der glücklichen Lage, für diese Aufgaben die Home-Care-Ärzte und einen Konsiliararzt zur Beratung der behandelnden Hausärzte zu haben, die aber auch bei dem Bedürfnis nach Sicherheit eine große Rolle spielen, da sie per Europieper oder Handy ziemlich durchgehend erreichbar sind. Dies lässt die Sterbenden und ihre Angehörigen erheblich ruhiger und sicherer sein. Es wird erheblich seltener der Notarzt gerufen. Um die notwendige, qualitativ hochwertige palliative Pflege im ambulanten Bereich sicherstellen zu können, bedarf es in Berlin allerdings noch größerer Anstrengungen. Wobei es nicht allein darum geht, eine 24-Stunden-Pflege finanziert zu bekommen, denn diese ist oft nicht notwendig, wenn ein Hospizdienst eingeschaltet ist.

Eine Möglichkeit zur Verbesserung der Situation wäre vielleicht der Einsatz von so genannten „Brückenschwestern", die eine Zusatzausbildung in Palliative Care haben sollten und das ambulante Pflegeteam vor Ort einweisen und als Beraterin zur Verfügung stehen.

Die Verfügbarkeit im Notfall von Ärzten, Pflegepersonal und ehrenamtlichen Hospizmitarbeitern gleichermaßen ist von immenser Bedeutung. Der Sterbende möchte nicht, dass die Welt gewissermaßen unter seinen Füßen auseinanderbricht. Quälende Fragen und Ge-

danken, besonders zur Krankheit, zum Allgemeinbefinden und zum Sterben möchte er ehrlich beantwortet wissen. Er wünscht bis in die letzte Minute hinein die Beibehaltung der Dinge, die ihm im Leben wichtig waren, die zu ihm gehören.

Das Bedürfnis nach Liebe und Geborgenheit spielt eine besondere Rolle im Leben des Sterbenden. Er möchte Sorgen und Zärtlichkeit mit anderen teilen und anderen mitteilen können. Er möchte Freundschaften bis zum Tod und er möchte die Sorge – Fürsorge – der Angehörigen, des Personals und der ehrenamtlichen Hospizmitarbeiter und -mitarbeiterinnen spüren. Die wichtigsten Personen der Liebe und Fürsorge sind in der Regel die Familienangehörigen und Freunde, aber oftmals müssen diese erst befähigt werden, ihre eigenen Ängste und Unsicherheiten zu überwinden, um Liebe und Fürsorge zeigen zu können. Dazu bedarf es in erster Linie der Ehrlichkeit. Unehrlichkeit verhindert soziale Kontakte und führt zur Vereinsamung: sowohl des Sterbenden als auch der Angehörigen und Freunde. Die Hospizmitarbeiterinnen und -mitarbeiter können die Angehörigen dabei beraten und unterstützen, sie können auch eine gewisse Sprachlosigkeit zwischen beiden auflösen helfen.

Der sterbende Patient hat eines der bedeutendsten Ziele vor Augen, nämlich die Suche nach einer persönlichen Todesprägung, seinem eigenen Weg. Sein Bedürfnis nach Achtung verlangt, dass dieses Ziel auch be-achtet und geachtet wird. Er möchte auch im Sterben eine wichtige Person sein, gewürdigt werden und Anerkennung finden. Auch ein Sterbender möchte sich noch voll entfalten können. Er sucht nach Übereinstimmung mit den Gefühlen anderer und benötigt zugleich ein Verständnis seiner gegenwärtigen Krise. Er ringt um Sinnerfüllung und braucht dazu mindestens eine wichtige Person, welcher er seine Gefühle und Erlebnisse mitteilen kann – sowohl verbal als auch nonverbal. Jedes Sterben ist als persönliches Sterben ein Produkt aus Wahrhaftigkeit seitens der Angehörigen und Helfer sowie einer Gestaltung des Sterbens und des Todes durch den Patienten.

Die Hospizler des Berliner Hospizdienstes Christophorus e. V. wollen diese Bedürfnisse möglichst umfangreich befriedigen, indem sie dem Sterbenden und seinen Angehörigen neben den Ärzten und dem Pflegepersonal ihre ehrenamtlichen Hospizmitarbeiter und -mitarbeiterinnen zur Seite stellen. Diese in einem einjährigen Vorbereitungskurs (besonders in psychosozialer Gesprächsführung und aktivem Zuhören) umfangreich geschulten Frauen und Männer, die alle bereit sind, sich vorher und immer wieder mit ihrem eigenen Sterben und Tod auseinander zu setzen, können als „Plus" in der Begleitung von Schwerstkranken, Sterbenden und deren Angehörigen wesentlich dazu beitragen, dass diese letzte Zeit des Lebens würdevoll, einigermaßen angstfrei und vor allem selbstbestimmt gelebt werden kann.

Sie bringen vor allem ausreichend Zeit mit, um den vielen Fragen genügend Raum geben zu können, achten die jeweiligen Überzeugungen der Menschen, die sie begleiten, ohne zu beeinflussen oder zu missionieren, respektieren auch den Wunsch mancher Sterbender, nicht über ihr Sterben sprechen zu wollen.

Wir geben diesen Hospizlern die Möglichkeit, sich in 14-tägigen Helfertreffen über ihre Begleitungen auszutauschen, außerdem erhalten sie Supervision. Unser Verein ist überkonfessionell und damit für jeden da, unabhängig von Religion, Hautfarbe oder politischer Einstellung.

Die Zeit des Sterbens wird als ein Teil des Lebens betrachtet, der weder verkürzt noch künstlich verlängert werden soll. Mit Empathie und Mitgefühl versuchen unsere ehrenamtlichen Hospizmitarbeiter und -mitarbeiterinnen, den verschiedenen Gefühlen der Kranken wie Zorn, Depression, aber auch Verleugnung oder Trauer zu begegnen. Sie begleiten mitunter auch einfach durch ein positives Mitgestalten des Tages, sei es durch Vorlesen, Spazierengehen oder Erzählen, sei es durch ein Halten der Hand, ein Streicheln der Wange, ein Kühlen der Stirn mit einem feuchten Tuch, gemeinsames Hören von schöner Musik, sei es durch einfaches Dasein - durch gemeinsames Schweigen – durch ihr Nicht-davon-Laufen.

Es zeigt sich immer wieder, dass Menschen, die derart begleitet werden, einen vielleicht früher geäußerten Wunsch nach aktiver Sterbehilfe in der Regel nicht wiederholen. Prof. Franco Rest sagte einmal: „Die Hospizbewegung ist die beste Euthanasieprophylaxe."

Ein Beispiel:
Frau W. haben wir ganz vorsichtig den Vorschlag unterbreitet, nach Hause zu kommen für ihre letzte Lebenszeit. Ich werde ihr strahlendes Gesicht niemals vergessen – nach Hause – zu ihren Kindern und ihrem Mann. Es war für sie ein Geschenk des Himmels.

Von der Sozialarbeiterin des Krankenhauses wurden die nötigen Vorbereitungen für eine Entlassung getroffen, ein Pflegebett für zu Hause bestellt und die nötigen bürokratischen Maßnahmen eingeleitet. Ich als Koordinierungskraft und Einsatzleiterin habe eine mir passend erscheinende Hospizmitarbeiterin ausgesucht und bereits im Krankenhaus der Familie vorgestellt. Ein Home-Care-Arzt, das Pflegeteam einer kompetenten Sozialstation

und unsere ehrenamtliche Hospizmitarbeiterin wurden Frau W. in ihren letzten Lebens-
monaten gute und wichtige Freunde. Wie sie
es sich gewünscht hatte, lebte sie noch mehr
als sieben Monate zu Hause mit ihren Kindern
und erlebte noch ein wenig deutschen Sommer, wenn auch nur vom Fenster aus. Sie
konnte den Kindern noch ein Stück weit beim
Einleben in ihre neue Heimat zur Seite stehen
und die Kinder ließen sie teilnehmen an ihrem
neuen Leben. Und – sie starb in den Armen
ihres Mannes.

Wichtig ist, dass jeder, der im Betreuungs-
netzwerk mit dem Sterbenskranken zu tun
hat, mit allen anderen Netzwerkteilnehmern
in Verbindung steht und über den jeweiligen
Stand der Dinge informiert ist.

In Berlin mit den vielen Single-Haushalten
und teilweise zerrütteten Familienverhältnissen
steht man aber auch immer wieder vor der Aufgabe, die Sterbenden auf die Möglichkeit vorzubereiten, dass sie ihre letzten Lebenswochen
in einem stationären Hospiz verbringen könnten. In Berlin gibt es bisher zwei von diesen
„Wie-zu-Hause-leben-und-sterben-Häusern“.
Es werden bis 2003 noch weitere fünf entstehen, jeweils mit ca. 15 Betten. Der Hospizdienst Christophorus e. V. plant zusammen mit
engagierten Menschen des Gemeinschafts-
krankenhauseses Havelhöhe ein stationäres
Hospiz mit anthroposophisch erweiterter Medizin und Pflege im Jahr 2003 zu eröffnen.

Diese Häuser sind mit Einzelzimmern aus-
gestattet, bieten die Möglichkeit des Roo-
ming-In und kümmern sich in nahezu persönlicher Weise um die Belange und
Wünsche der Sterbenden und ihrer Angehörigen – ganz im Sinne der Hospizbewegung. Lange Wartelisten machen aber eine
frühzeitige Anmeldung und damit eine frühzeitige Bereitschaft des Sterbenden zu diesem
Schritt erforderlich. Auch bei dieser Ent-
scheidungsfindung können die Hospizmitarbeiter und -mitarbeiterinnen in langen Gesprächen eine Hilfe sein.

Als wichtige Einrichtung bei der komplexen
Betreuung von Schwerstkranken und Sterbenden werden die Palliativstationen gesehen, um Sterbende palliativmedizinisch einzustellen, bevor sie dann möglichst wieder
nach Hause entlassen werden.

Ein Beispiel:
Frau W. hatte vor ihrem Tod den Wunsch
geäußert, dass ihr Mann und unsere – ihre –
Hospizmitarbeiterin ihren ersten Todestag gemeinsam begehen mögen. Sie hat sicher um
die heilende Kraft der gemeinsam getragenen
Trauer gewusst, denke ich, und ihrem Mann
und den Kindern so helfen wollen, ihr Schick-
sal besser zu tragen.

Herr W. und unsere Hospizmitarbeiterin
waren am ersten Todestag gemeinsam an
ihrem Grab.

3.3   Aufbau eines Netzwerkes im Land Brandenburg zwischen Rehakliniken und patienten-weiterbetreuenden Einrichtungen – Projektvorstellung

Beate Seewald, Jan Bücher

Seit Anfang 1999 arbeiten Medizininformatiker, Kommunikationswissenschaftler, Hardwarespezialisten und Mediziner des Reha-Zentrums Lübben gemeinsam an einer Arbeitsplatzlösung für Patienten, die es jeder Altersgruppe (auch Patienten mit Bewegungseinschränkungen oder mit Koordinationsproblemen) erlaubt, Zugang zu der Internetwelt zu finden.

Die Motivation der Patienten hat ihren Ursprung in dem Wissen-Wollen um ihre Krankheit. Dies war der Ausgangspunkt.

Eine Vielzahl von Werken der medizinischen Literatur wurde für die Patienten gesammelt und aufbereitet. Eingearbeitete Videos geben Einblicke in Behandlungsmethoden und Präventionsmaßnahmen. Die Einführungsschulungen werden von einem Mediziner durchgeführt. Dieser kann am besten zum einen die physischen und psychischen Fähigkeiten des Patienten einschätzen und zum anderen medizinische Fragen fachlich qualifiziert beantworten.

Nach einer systematischen Kurzeinführung können Patienten schon nach wenigen Tagen den aktiven Umgang mit den für sie neuen Hilfsmitteln erfolgreich erproben.

3.3.1   Darstellung der Position der Rehabilitationseinrichtung mit Zulassung zum Anschlussheilverfahren im medizinischen und sozialen Versorgungsnetz – neue Anforderungen an Gesundheitsdienstleister

3.3.1.1   Die Forderung nach Transparenz der Anbieter von Gesundheitsdienstleistungen

Das medizinische und soziale Versorgungsnetz der Gesellschaft belastet die Ausgabenseite der Kostenträger zunehmend. Die Einnahmeseite kann auf Grund der demographischen Entwicklung die Balance nicht mehr halten. Wollen Kassen Gesundheitsdienstleistungen gerecht verteilen, sind sie aufgerufen, Kontrollmechanismen einzuführen. Bisher durchgeführte Qualitätssicherungsprogramme belasten die Arbeitsabläufe der Kliniken zusätzlich, sind dabei aber wenig aussagekräftig, untereinander nicht vergleichbar und die daraus gewonnenen Informationen bereits nicht mehr aktuell.

Fazit:
Kliniken sollten ihre Organisationsstrukturen überdenken und die gesamte Logistik EDV-gesteuert durchführen. Jede Dienstleistung am Patienten muss erfasst werden. Der Patient sollte über einen täglich aktualisierten Tagesplan verfügen. Dies würde einen Einblick in die in Anspruch genommenen Dienstleistungen geben. Die Folge wäre wachsendes Kostenbewusstsein (auch bei den Patienten). Den Kostenträgern müssten aktuelle Patientendaten online zur Verfügung gestellt werden. Das Reha-Zentrum Lübben verfügt über eine Kli-

niksoftware, die diesen Anforderungen gerecht wird.

3.3.1.2 Das Anschlussheilverfahren als Schnittstelle von Akutklinik und Reha-Einrichtung

Die Gesundheitsreform hat die Aufgaben des sozialen und medizinischen Versorgungsnetzes neu verteilt. In den Akutkrankenhäusern verkürzen sich die Liegezeiten zunehmend. Durch Fallpauschalen erhöht sich der Kostendruck in den Akuthäusern. Zeit wird zu einem wesentlichen Kostenfaktor. Patienten werden, sobald wie möglich, in eine Rehabilitationsklinik verlegt. Zuständig hierfür ist der Sozialdienst, der für den Patienten geeignete Nachsorgeeinrichtungen empfiehlt. Die Entscheidung, wohin der Patient letztlich geht, obliegt meist dem Kostenträger. In vielen Fällen erhält der Sozialarbeiter keine Rückmeldung.

Fazit: Es wäre optimal, wenn der Sozialarbeiter durch den Patienten ein unmittelbares Feedback erhalten würde. Ein geeignetes Mittel wäre etwa eine E-Mail, geschrieben vom Patienten an seinen zuständigen Sozialarbeiter während seines Rehabilitationsaufenthaltes. Der Sozialarbeiter würde auf diesem Wege wichtige Informationen über die Art und Durchführung der Reha-Maßnahme erhalten.

3.3.1.3 Individualisierte Gesundheitsschulungen an Reha-Einrichtungen

Ein interdisziplinär arbeitendes Team aus Ärzten, Psychologen, Diätberatern, Sozialarbei-

tern, Physiotherapeuten und Pflegekräften in Rehabilitationseinrichtungen stellt nach den Vorgaben der Rentenversicherungsträger und Kassen ein umfangreiches Schulungsprogramm für Patienten zusammen. Während einer dreiwöchigen Rehabilitation fallen ca. zwölf Schulungsstunden an. Von den zunehmend schwerer erkrankten Patienten können diese Informationsveranstaltungen auf Grund der physischen Belastung nicht mehr in dem Maße angenommen werden, wie es eigentlich nötig wäre. Unterschiedliche Wissensgrade der vermittelten Patienten erfordern zudem ein individuelleres Gesundheitsinformationsprogramm.

Fazit: Dem Patienten sollte während des Reha-Aufenthaltes ein spezielles Informationssystem zur Verfügung gestellt werden, welches auf seine individuellen Bedürfnisse zugeschnitten ist.

3.3.1.4 Rehabilitationskliniken und ihre Aufgabe als Vermittler zu weiteren psychosozialen Nachsorgeeinrichtungen

Rehabilitationen sollen im Rahmen ihrer Möglichkeiten die psychosoziale Nachsorge in die Wege leiten. Dafür sind im Wesentlichen die in der Einrichtung beschäftigten Sozialarbeiter zuständig. Selbsthilfegruppen, Kontaktstellen für Selbsthilfegruppen, häusliche Pflegedienste, Hospize, Palliativeinrichtungen sowie Heil- und Hilfsmittelversorger sind wichtige Anlaufstellen für die Patienten. Die Rehakliniken haben als letztes Glied der befristeten stationären Behandlungskette die besten Voraussetzungen, um auf diese wichtigen Gruppen hinzuweisen. Allerdings erschweren die hohe Zahl der Selbsthilfegruppen (geschätzt 60.000–100.000 Gruppen in ganz Deutschland) und die Komplexität der Strukturen den Rehakliniken den Überblick.

Fazit: Rehabilitationskliniken benötigen einen Zugang zum aktuellen Bestand sämtlicher Nachversorger und einen einfachen Kommunikationsweg zu diesen. Der Patient sollte während seiner Rehabilitationsmaßnahme bereits Kontakt mit den für ihn geeigneten Nachsorgestellen aufnehmen können. Damit wird vermieden, dass Impulse, die während der Reha-Maßnahme gesetzt werden, nach Rückkehr in die häusliche Situation verloren gehen.

3.3.1.5 Ein Lösungsansatz

Nach einer Zusammenfassung der neuen Anforderungen an Rehabilitationsanbieter liegt die Schlussfolgerung nahe, in stationären Reha-Einrichtungen neben einer umfangreichen Kliniksoftware zugleich Kommunikationssysteme zu installieren, die Patienten und Mitarbeitern gleichermaßen Informationen bieten sowie neue Fragestellungen aufnehmen können.

Die Lösung dieser Aufgabe kann unseres Erachtens nur im Zugang zum Internet liegen. Die Strukturen sind bereits geschaffen - der Patient als Hauptakteur muss nun motiviert werden, sich für diese Welt zu öffnen. Die Rehakliniken sollten entsprechende Patientenarbeitsplätze und -schulungen einrichten und die bereits vorhandenen psychosozialen Anbieter vernetzen. Dieser im folgenden beschriebenen Aufgabe hat sich das Rehazentrum Lübben im Pilotprojekt „Aktive Genesung" gewidmet.

3.3.2 Zusammenfassung

– Das Projekt „Aktive Genesung" wurde Anfang 1999 vom Reha-Zentrum Lübben initiiert.
– Insgesamt nahmen 400 Patienten an der ersten Projektphase teil.
– Nach einer Einführungsveranstaltung zum Thema Internet für Patienten wurden von der Klinik jeweils drei Schulungen zu je zwei Stunden angeboten.
– Patienten erlernten an speziellen REHA-PCs mit einem eigens dafür konzipierten Lehrangebot den Umgang mit dem Internet. Fragebögen vor und nach der Schulung vermitteln einen Eindruck über die durchweg hohe Akzeptanz des Projektes.
– Wichtige Gesundheitsinformationen sind von einem Intranet abrufbar. Patienten können Informationen, die sie während der Rehabilitation in vielfacher Weise erhalten, nachlesen und vertiefen. Schulungsinhalte sind unter Einsatz von Datenträgern selbst zu Hause verwendbar.
– Wichtiges Ziel dieser Internetschulung ist es, Patienten den Selbsthilfegruppen im Heimatort zuzuführen. Die gewünschte psychosoziale Vernetzung kann auf diesem Kommunikationsweg günstig realisiert werden.
– Selbsthilfegruppen können online über den Server des Reha-Zentrums Lübben die jeweiligen medizinischen Informationen, spezielle Links und andere gesundheitsrelevante Daten abrufen. Zusätzlich besteht die Möglichkeit, online Trainingsprogramme für Patienten mit sensomotorischen Störungen im Sinne einer Tele-Ergotherapie durchzuführen.

3.4 Aufbau und Organisation der ambulanten Tumorschmerz- therapie in Potsdam

Knud Gastmeier

Jährlich versterben im Einzugsgebiet Potsdam (ca. 250.000 EW) 260 (0,001 %) Patienten an Tumoren (lt. Angabe des Tumorzentrums Potsdam). Etwa 70 % von diesen Patienten (ca. 180 Patienten) benötigen am Lebensende eine kompetente Schmerztherapie und Symptomkontrolle.

Es konnte – seit 1988 an 556 Tumorschmerzpatienten – gezeigt werden, dass durch eine kompetente Schmerztherapie und Symptomkontrolle nicht nur eine für den Patienten akzeptable Lebensqualität erreicht werden kann, sondern dass es bei mehr als 50 % der Patienten auch möglich ist, zu Hause sterben zu können.

Hausärzte können häufig die dafür erforderliche Kompetenz wegen der geringen Anzahl entsprechender Patienten pro Jahr nicht erwerben, deshalb ist die Konzentration auf Spezialisten zwingend notwendig. Optimal für den Patienten ist die enge und gut abgestimmte Zusammenarbeit von Hausarzt und Schmerztherapeut.

Für die meisten niedergelassenen Ärzte, insbesondere Anästhesisten, die von ihrer Ausbildung her möglicherweise dafür prädestiniert scheinen, ist eine schwerpunktmäßige Ausrichtung ihrer Praxis auf diese Patientengruppe betriebswirtschaftlich nicht möglich.

Deshalb ist für diese Patienten, die sich in der Regel in dieser Phase ihrer Erkrankung auch kaum artikulieren können, ein akutes Versorgungsdefizit entstanden. Darüber hinaus gibt es bisher nur sehr wenig Koordination der ambulanten Weiterbehandlung bei der Krankenhausentlassung.

Für die suffiziente Schmerztherapie und Symptomkontrolle bei ambulanten Tumorschmerzpatienten im Finalstadium in Potsdam sind im Einzelnen folgende Voraussetzungen zu schaffen:

– Erfassung der entsprechenden Patienten
– Durchführung und/oder Supervision der Schmerzmedizin bei allen Problem-Patienten
– Schaffung einer psychoonkologischen Basisbetreuung
– Koordination der therapeutischen Maßnahmen bei Tumorschmerzpatienten im Finalstadium
– Zusammenarbeit mit dem Tumorzentrum Potsdam
– Zusammenarbeit mit den interdisziplinären Schmerzkonferenzen und onkologischen Konsilien
– Zusammenarbeit mit klinisch tätigen und niedergelassenen Kollegen
– direkte Unterstützung des Hausarztes bei der Therapieplanung und/oder Schmerztherapie bzw. Symptomkontrolle des Patienten in dessen Wohnung
– direkte Unterstützung der mit dem o.g. Hausarzt üblicherweise zusammenarbeitenden Hauskrankenpflege
– direkte Unterstützung des Krankenhausarztes bei der Tumorschmerztherapieanpassung für die Ambulanz (Koordination mit den ambulanten Möglichkeiten),
– Etablieren eines Schmerztelefones
– regelmäßige Fortbildung für die an der Therapie von Tumorschmerzpatienten im Finalstadium Beteiligten

– Dokumentation nach den vom Interdisziplinären Arbeitskreis Brandenburger
Schmerztherapeuten e. V. (IABS) und der
Landesarbeitsgemeinschaft Onkologische
Versorgung e. V. (LAGO) gemeinsam aus-
zuarbeitenden landesweiten Standards
– Datenintegration in die einheitliche Tu-
morbasisdokumentation im Land Brandenburg
– Errichtung einer wirtschaftlichen, perso-
nellen und zeitlichen Basis für die Betreuung dieser Patientengruppe.

Durch eine entsprechende Koordination
wären folgende Punkte für die Potsdamer
Tumorschmerzpatienten kurzfristig realisierbar:
– deutliche Verbesserung der Lebensqualität
der betroffenen Tumorschmerzpatienten
im Finalstadium

– deutliche Kostenreduktion durch Senkung
der Krankenhausverweildauer, die durch
eine kompetente Sterbebegleitung im
häuslichen Milieu ermöglicht wird
– deutliche Kostenreduktion der Tumorschmerztherapie durch Optimierung und
Koordinierung ambulanter und stationärer Tumorschmerztherapie (Vernetzung)
– Hausärzte können dank ständig erreich-
barer Ansprechpartner ihre Patienten bis
zum Lebensende kompetent begleiten.

Abschließend sei darauf verwiesen, dass derzeit durch Budgetierung in allen gesundheits-
medizinischen Bereichen eher davon ausgegangen werden muss, dass nicht einmal der
gerade erreichte Stand bei der Versorgung der
(sterbenden) Tumorschmerzpatienten gehalten, geschweige denn spürbar verbessert werden kann.

4 Sterben und Tod am Anfang des Lebens

Dagmar Möbius

4.1 Sterben und Tod in den Augen von Kindern

Lebensbedrohliche Erkrankungen eines Kindes werden als besonders tragisch empfunden. Dabei lösen Worte wie „Krebs" oder „Leukämie" besonders negative Emotionen aus. Nicht ganz zu Recht, denn viele „nichtbösartige" Erkrankungen nehmen einen bösartigen Verlauf, viele Tumorerkrankungen sind dagegen heute heilbar geworden. Die besonders emotionelle Beurteilung kindlicher Todesfälle beruht auf der Stellung des Kindes, die sich in der gesellschaftlichen Wertung gravierend geändert hat. Vor rund hundert Jahren sah man in Deutschland bei einer hohen Geburtenrate eine Kindersterblichkeit von 50–60. Verluste waren in dieser Zeit häufig und der Stellenwert des einzelnen Kindes entsprechend gering. In jeder Familie starben ein oder mehrere Kinder. Der Tod erfolgte in der Großfamilie, er kam rasch und schmerzhaft, er war sicher für die Eltern nicht leichter zu ertragen als heute, aber das Sterben im vertrauten Kreis konnte dem Kind sicher viel von der Angst und Einsamkeit nehmen.

Heute ist die Planung der Familie auf ein bis zwei Kinder ausgerichtet. Schon chronische Erkrankungen greifen tief in das soziale Gefüge der Familie ein, ein möglicher Tod wird gar nicht erst in Erwägung gezogen.

Noch vor dreißig Jahren war eine bösartige Erkrankung ein Beispiel für die Begegnung einer Familie mit dem Tod. Seitdem haben sich gravierende Wandlungen vollzogen. Viele Tumorerkrankungen sind bereits mit chronischen Erkrankungen vergleichbar. Für die Mehrzahl der Kinder bietet sich die reale Chance einer Heilung. Aber es bleibt für lange Zeit eine belastende Ungewissheit über die Prognose, die Behandlung geht für alle Beteiligten oft bis an die Grenze des Zumutbaren und hat z. T. experimentellen Charakter.

Eltern glauben dabei oft, die Kinder wüssten nicht um die Bedrohung und spielen ihnen deshalb gern eine heile Welt vor: „Es wird alles wieder gut." Kinder denken anders als Erwachsene und so sind Leben und Tod in den Augen des Kindes natürlich in erster Linie vom Alter abhängig. Um die Situation der Kinder zu verstehen und ihnen und der Familie zu helfen, sind deshalb auch Kenntnisse über die Entwicklung dieses Verständnisses von Leben und Tod notwendig.

Die Vorstellungen werden vom Stand der intellektuellen Entwicklung, von bisherigen Erlebnissen und sozialen Erfahrungen, von Gesprächen mit Erwachsenen und von der Reaktion der Umgebung geprägt, sie ändern sich so im Laufe des Lebens und werden wesentlich von einer eigenen Erkrankung modifiziert.

4.1.1 Das Kleinkind: 0 bis 3 Jahre

In dieser Altersgruppe hat das Kind kein klares Bewusstsein seiner selbst, keine Vorstellung vom Ende des Lebens, keine klaren Todesvorstellungen, es kennt keinen Gegensatz zwischen lebendig und tot, denn alle Gegenstände werden als lebendig angesehen. Das größte Problem dieser Altersgruppe ist die Auseinandersetzung mit der Angst, besonders der Trennungsangst.

Kleinkinder trauern bei Trennungen und da sie noch keine Zeitvorstellungen haben, kann auch eine vorübergehende Trennung sie untröstlich zurücklassen. Aber jüngere Kinder leben ganz dem Augenblick: Was ihnen an ihrer Krankheit missfällt, sind die Unannehmlichkeiten der Untersuchung, die schmerzhaften Einstiche, die subjektiven Nebenwirkungen der Therapie, diese sind aber rasch wieder vergessen im Spiel. Das trifft auch weitgehend auf die Kinder im Vorschulalter zu. Die beste Hilfe für Kinder in dieser Altersgruppe ist das Vermeiden von Trennungssituationen, aber auch Zuwendung, Spiel sowie die Anwesenheit schützender, tröstender Personen.

4.1.2 Das Vorschulkind: 3 bzw. 4 bis 6 Jahre

Das ist die Zeit magischer Vorstellungen, der Personifizierung auch des Todes als Skelett, der Angst vor imaginären Lebewesen, vor Dunkelheit und Feuer. Erst allmählich gewinnt das Kind sachliche Erkenntnisse, es lernt, lebendig von tot zu unterscheiden, erkennt den Zusammenhang von Alter und Tod, bezieht den Tod aber nicht als Möglichkeit auf sich. Es werden schon Überlegungen angestellt, was mit den Toten wird. Diese Vorstellungen sind aber sehr vage, nicht emotional getönt, auch wenn Kinder dieser Altersgruppe durchaus trauern können. Die Kinder haben unrealistische Einschätzungen in Bezug auf Krankheit, Verletzung und Tod, auch auf

die eigene Erkrankung bezogen. Spontan wird kaum vom Tod gesprochen, bei kranken Kindern können Alltagsängste intensiviert werden.

„Tot sein" heißt für Vorschulkinder „fort sein": Wer fortgeht, kann auch wiederkommen und in das Leben eingreifen, „tot sein" heißt auch „verreist sein": „ Man stirbt gar nicht richtig". „Tot sein" heißt „weniger lebendig sein". „Ein Toter bewegt sich nicht", ist die typische Definition dieser Altersgruppe. Es beginnt das Alter der Indianer- und Soldatenspiele, die Freunde werden im Spiel erschossen, überfahren, dann stehen sie wieder auf. Fernseherfahrungen, Comics, Trickfilme unterstützen diese Vorstellungen der Unsterblichkeit. Der Tod wird als etwas Graduelles erlebt, als „ein bisschen tot sein" – ohne starke emotionale Tönung. Tote unterliegen einem äußeren Zwang, können nicht rennen, der Tote denkt und fühlt aber weiter.

Todeswünsche sind Fortwünsche. Wenn Kinder sagen: „Du sollst tot sein", wünschen sie nicht wirklich, dass jemand stirbt, er soll sie nur in diesem Moment in Ruhe lassen, aber später soll alles so sein wie immer. Auch wenn das Kind selbst sagt: „Ich will tot sein", wünscht es nur, fort zu sein, fort von allzu belastenden Dingen, von Schmerzen, von Streit.

4.1.3 Das jüngere Schulkind: 6 bzw. 7 bis 9 Jahre

Grundschulkinder (6–9 bzw. 10 J.) haben ein sachliches, nüchternes Interesse am Tod. Tod ist etwas ganz anderes als Leben, sie verbinden ihn mit „ewigem Schlaf", dem Aufhören aller Bewegungen, Tod ist endgültig, Tote kommen nie wieder, sie kennen typische Todeszeichen, möchten oft mehr darüber wissen und stellen den Erwachsenen unbequeme Fragen. Es bleiben aber Ängste vor unverstandenen Dingen, Ängste vor dem Verlassen-Werden, vor dem Tod der Eltern, die Kinder fürchten sich vor einem grausamen Tod. Vieles bleibt rätselhaft: „Was passiert mit dem Körper des Toten?" – „Kann ein Toter noch fühlen?"

Rationell wissen sie, Menschen sterben, aber vielleicht sind sie ja eine Ausnahme? Spiele dieser Altersgruppe mit Töten zeigen das Bedürfnis nach Macht und Stärke, damit wird die Angst in einer Art Vorwärts-Verteidigung verarbeitet, indem das Kind sich aggressiv verhält und selbst tötet, anderen Schmerzen zufügt oder imaginäre Spritzen verteilt. Kinder lieben in diesem Alter Gruselgeschichten und machen anderen gerne Angst.

Zwischen dem 8. und 10. Lebensjahr nimmt das Verständnis, was Tod bedeutet, rapide zu. Das ist auch die untere Grenze für echte Suizide.

4.1.4   Das ältere Schulkind: 10 bis 14 Jahre

Sachliche Einstellungen dominieren, die nüchterne Auseinandersetzung mit der Welt, Begreifen über den Verstand, der Tod wird als abschließendes unausweichliches Ereignis gesehen. Sachliche Fragen über die Folgen des Todes, über die biologischen Aspekte werden gestellt. Es bleibt die Faszination für das Unheimliche. Über ein mögliches Leben nach dem Tode wird je nach religiöser Vorstellung nachgedacht, Todesursachen sind bekannt, auch der Verfall des toten menschlichen Körpers. Ältere Schulkinder und Jugendliche denken schon mehr über Natur und Bedeutung

ihrer eigenen Krankheit nach, auch wenn sie oft nicht in der Lage sind, die sie bedrängenden Fragen zu äußern. Solche Patienten empfinden auch stärker die Bedeutung ihres persönlichen Schicksals und lehnen sich dagegen auf („Warum gerade ich?"). Auch Schuldgefühle können bei Kindern dieses Alters auftreten: Die Krankheit wird als Strafe für Verfehlungen oder Versäumnisse empfunden. Bei echter oder scheinbarer Bedrohung treten vermehrt psychosomatische Beschwerden auf.

4.1.5   Der Jugendliche: älter als 12 bzw. 14 Jahre

Der Tod ist endgültig, aber gefühlsmäßig für Gesunde weit weg, sie haben Mitleid für Zurückgebliebene und sind fähig, die Tragik des Todes zu erleben. Rein verstandesmäßig reagieren Jugendliche wie Erwachsene, es dominieren negative Gefühle wie Angst, Traurigkeit, Einsamkeit und Ungewissheit.

E. Fischer hat Jugendliche befragt und Sätze ergänzen lassen: „Wenn ich einmal sterbe, möchte ich ..." – Hier kam meist die Angst, Schmerzen erleiden zu müssen. Auf die zweite Frage: „Wenn ich an den Tod denke, fühle ich ...", kam oft die Antwort: „nichts". Dahinter steckt eher eine gewisse Sprachlosigkeit, die Angst, Gefühle zu äußern, Hilflosigkeit.

In der Pubertät wird das Leben sowieso schwerer, die Jugendlichen sind mit ihrem Äußeren unzufrieden, werden aus den eigenen Gefühlen nicht klug, sind leicht irritierbar. Sie brauchen einen Schutzwall vor Kälte, Ironie und Rauheit. Gefühle, die nicht zu ihrem Bild passen, müssen gut weggeschlossen werden. Adoleszenzen sind bei realer Todesbedrohung besonders verletzlich und oft massiven Ängsten ausgesetzt, weil Pubertätsspannungen durch eine ernste Erkrankung verschärft werden: In einer Phase der Verselbständigung wird der Jugendliche durch sie abhängiger, wieder in die Regression getrieben. Das ohnehin labile eigene Körperschema wird durch therapiebedingte Verunstaltungen (Haarausfall!) oder gar Verstümmlungen aufs schwerste beeinträchtigt. Diese Konfliktverschärfung kann zu vehementen Protestreaktionen, u. U. sogar zur Kooperationsverweigerung führen. Aber auch in dieser Phase gelingt zeitweise die Verdrängung der Realität. Die Frage nach dem Tod wird so gut wie nie gestellt, nicht unbedingt, weil das Kind die Todesangst verbirgt oder „mitspielt" mit dem Ton der Eltern und Ärzte. Die Kinder haben oft viele Phasen durchgemacht, in denen es ihnen schlecht ging, ihnen aber immer wieder geholfen werden konnte und so können sie sich oft wider besseres Wissen die notwendige Hoffnung erhalten.

4.1.6   Zusammenfassung

Die Situation der schwer und sterbenskranken Kinder ist mit der Erwachsener in ähnlicher Lage nicht zu vergleichen. Das Kind kommt nicht allein in die Klinik, es wird gebracht und gerät in ein Räderwerk diagnostischer und therapeutischer Maßnahmen, meist ohne Möglichkeiten für eigene Entscheidungen. Kinder sind ohnehin in der Gefahr, Krankheit als Strafe aufzufassen. Jetzt fehlen Familie und Freunde, die körperlichen Kräfte lassen nach, das Kind soll unangenehme Eingriffe und körperliche Veränderungen hinnehmen und dabei auch noch freundlich, geduldig, gewis-

sermaßen „pflegeleicht" sein. Das sind die Kinder mit der „positiven" Krankenhauskarriere. Das schwierige, aggressive Kind im Bett daneben bekommt nicht in diesem Maße Zuwendung – und wird mit Sicherheit noch schwieriger! Die Ängste des Kindes und daraus resultierende Verhaltensauffälligkeiten können nicht „wegtherapiert" werden, sie sind Signale für schwerwiegende Probleme. Das kranke Kind, das im Begriff ist, alles zu verlieren, was es liebt, hat auch das Recht, traurig oder aggressiv zu sein, uns und den Angehörigen gegenüber, denn wir haben es nicht schützen können – und wir leben weiter.

Das Schweigen der krebskranken Kinder ist ein besonders markantes Merkmal und signalisiert die Wirksamkeit von Tabus bei Kind und Erwachsenen, besonders das Tabu der schlechten Prognose. Dies sind aber nicht mehr gesellschaftliche Tabus. Hier hat sich in den letzten Jahren viel geändert. Vielmehr sind es sehr persönliche Probleme jedes Einzelnen im Umgang mit sterbenskranken Kindern und Erwachsenen.

Es gibt eine Reihe von Einzelbeobachtungen, dass sterbende Kinder bereits mit drei bis vier Jahren um den herannahenden Tod wussten und dies zeigten. Schon fünf- bis sechsjährige Kinder konnten den bevorstehenden Tod verbalisieren oder nicht sprachlich ausdrücken. Sie verschenken Spielzeug, schicken die Eltern weg, wollen Geschwister oder Freunde noch einmal sehen oder brechen jede Kommunikation ab. Man sagt, dass alle Kinder, die ihr Wissen um den baldigen Tod ausdrückten, innerhalb der nächsten 24 Stunden starben.

4.2 Besonderheiten bei der Finalversorgung tumorkranker Kinder

Elisabeth Holfeld

Jährlich erkranken in Deutschland etwa 1.700 Kinder an Krebs. Durch die Fortschritte in der Diagnostik und Therapie können heute rund zwei Drittel der Kinder geheilt werden. Das bedeutet aber auch, dass in Deutschland jährlich noch etwa 600 Kinder an ihrer Tumorerkrankung versterben.

Meist sterben sie nach einer mehrjährigen Krankheitsgeschichte, während der sie alles erfahren haben, was menschliches Leben ausmacht: Hoffnung und Trostlosigkeit, Zuversicht und Verzweiflung, Schmerz und Angst, Trauer um den Verlust von Freunden, Wut und Aggression, Angst vor dem Sterben, menschliche Nähe und Wärme, aber auch Isolation und Alleinsein.

Diese Kinder und ihre Familien brauchen vielfältige Unterstützung. Es ist die Aufgabe der Onkologen, die Kinder und ihre Eltern von Beginn der Erkrankung an über alle Phasen bis hin zur Sterbebegleitung zu betreuen. Diese schwere Aufgabe kann nur ein Team bewältigen. Dazu gehören neben dem Arzt die Schwestern, der Psychologe, die Kindergärtnerin und die Krankenhauslehrer.

Wichtig ist, dass am Beginn der Erkrankung das Vertrauen der Eltern und Kinder erworben wird. Dazu gehört eine wahrheitsgemäße Aufklärung der Eltern über die Diagnose, die Therapie und ihre Nebenwirkungen sowie über die Prognose der Erkrankung.

Aber auch alle Kinder, denn kaum jemand ist zu jung dazu, müssen dem Alter entsprechend über ihre Erkrankung aufgeklärt werden. Sie müssen wissen, dass sie sehr schwer krank sind und dass alles getan wird, um sie zu heilen. Aber sie müssen auch wissen, dass man an dieser Erkrankung sterben kann. Dazu gehört sehr viel Erfahrung und Einfühlungsvermögen, denn diese Aufklärung soll keine Existenzängste bei den Kindern erzeugen, sondern diese mindern.

Vom ersten Elterngespräch an über die gesamte Therapie und in der Nachbetreuung sollten die Kinder und Eltern die gleichen Ansprechpartner auf der Station und in der ambulanten Betreuung haben. Nur wer das Kind mit all seinen Charaktereigenschaften und Verhaltensweisen kennt, wird für die Sterbebegleitung gerüstet sein.

Kommt es zu einem Rezidiv der Erkrankung, wird dies von den Eltern mit besonderem Schrecken zur Kenntnis genommen. Nun ist die anfängliche Hoffnung auf Heilung deutlich reduziert oder nicht mehr vorhanden. In dieser Phase müssen der Arzt und die Schwester sowie das gesamte Team für die Angehörigen und den Patienten verfügbar sein. Meist kommt es in dieser Phase noch einmal zu Aggressionen der Eltern gegenüber den Therapeuten, die nicht in der Lage waren, ihr Kind zu heilen. Verzweifelt wird nach alternativen Therapien gesucht. Jetzt ist es wichtig, das über Jahre aufgebaute Vertrauen der Eltern zu erhalten, um dem Kind unnötige Therapien, oft dann in fremder Umgebung, zu ersparen.

Auch mit den Kindern muss das Rezidiv der Erkrankung besprochen werden. Schon längst haben sie an dem Verhalten der Erwachsenen ablesen können, dass sie sehr schwer krank sind und vielleicht sterben müssen. Meist spüren sie die Ängste ihrer Eltern und fragen nicht, um diese zu schonen. Die Kinder werden dadurch einsamer und bleiben mit ihren Sorgen allein.

Deshalb ist es wichtig, dass besonders in dieser Phase Eltern und Therapeuten ihre Gesprächsbereitschaft signalisieren. Dies wird erleichtert, wenn über Jahre Vertrauen zu den Kindern aufgebaut werden konnte.

Den größeren Kindern muss mitgeteilt werden, dass es mit einer Chemotherapie keine reale Chance für eine Heilung mehr gibt, damit sie bewusst über einen Therapieabbruch und über die verbleibende Zeit entscheiden können. Trotzdem sollten die Gespräche nicht in der Hoffnungslosigkeit enden.

Jedes Kind sollte bei seinen Entscheidungen die Möglichkeit haben, weiter zu hoffen – egal was Hoffnung zu diesem Zeitpunkt bedeutet: bestimmte Ereignisse noch zu erleben, noch einmal zu Hause zu sein oder noch eine palliative Therapie zu beginnen, um das Tumorwachstum vielleicht noch einmal für eine Zeit aufzuhalten.

Die wichtigste Aufgabe des onkologischen Teams dabei ist es, in dieser relativ kurzen Endphase den Kindern ein Leben zu ermöglichen, das getragen wird von der emotionalen Nähe der Eltern und weitgehend frei von Schmerzen und Angst ist. Selbst wenn sich kleine Kinder noch nicht äußern können, haben sie genauso starke Schmerzen und Ängste wie Erwachsene.

Die Durchführung der Schmerztherapie richtet sich ähnlich wie bei den Erwachsenen nach dem WHO-Stufenschema, trotzdem gibt es altersbedingte Besonderheiten. Um eine ausreichende Analgesie zu gewährleisten, sollten Instrumente der Schmerzmessung in die tägliche Routine integriert sein und dokumentiert werden. Diese dienen der Dosisfindung und der Steuerung einer patientenorientierten Schmerztherapie.

Zur Schmerzmessung können Schmerzmessskalen verwendet werden.

Bis zum Alter von zweieinhalb Jahren ist keine quantifizierbare Selbsteinschätzung der Schmerzen möglich. Stattdessen muss eine Fremdeinschätzung erfolgen. Diese kann am besten durch Personen vorgenommen werden, die das Kind bereits unter normalen Umständen kennengelernt haben und damit Veränderungen in seinem sozialen Verhalten abschätzen können. Zu diesen Verhaltensveränderungen gehören Schreien, Unruhe, sich nicht mehr leicht beruhigen lassen, Schlafstörungen, sich zurückziehen, weniger essen, weniger spielen und weniger lange aufmerksam sein. Im Alter von zweieinhalb bis sechs Jahren kann die Schmerzmessung durch Cartoon-Gesichter gut validiert werden und ab dem siebten Lebensjahr können sowohl visuelle Analogskalen als auch numerische Skalen verwendet werden.

Beim WHO-Stufenschema sollte man folgende Dinge beachten: Bei der Umstellung auf ein Opioid sollten die nichtopioiden Analgetika weiter gegeben werden, um durch niedrigere Opioiddosierungen Nebenwirkungen zu reduzieren. Hoch dosierte schwache Opioide sind oft nebenwirkungsbehafteter als niedrig dosierte starke Opioide. Die individuelle Schwelle für die analgetische Wirkung und die begleitenden unerwünschten Effekte ist extrem variabel. Alle Dosisangaben können deshalb nur als grobe Orientierung dienen. Die Opioidapplikation muss immer individuell austitriert werden.

Wichtig ist aber zu wissen, dass sehr junge Säuglinge auf Grund der relativen Unreife der Entgiftungs- und Exkretionsorgane nur ein Viertel der gewichtsbezogenen Dosierung erhalten sollten, da bei ihnen auch sehr rasch eine Atemdepression auftreten kann. Dagegen sind bei Kleinkindern jenseits des ersten Lebensjahres, bedingt durch den höheren Anteil des Gesamtkörperwassers bezogen auf das Gewicht, oft höhere Dosen notwendig als beim Erwachsenen.

Bei längerem Einsatz von Opioiden kommt es zur Toleranzentwicklung. Die einzig richtige Konsequenz ist die Dosisanpassung nach Wirkung, auch wenn in Einzelfällen dabei extreme Werte erreicht werden.

Nebenwirkungen der Opioidtherapie treten regelmäßig auf und sollten z. T. bereits prophylaktisch behandelt werden. Eine Obstipationsprophylaxe sollte auf jeden Fall durchgeführt werden. Auch der prophylaktische Einsatz von Medikamenten gegen eine opioidinduzierte Übelkeit ist durchaus gerechtfertigt. Nach sieben Tagen kann ein Auslassversuch unternommen werden, da Patienten gewöhnlich gegen die emetische Wirkung von Morphin tolerant werden.

Neben den primär-prophylaktisch zu therapierenden Nebenwirkungen können bei einer Morphintherapie als weitere Nebenwirkungen genau wie bei den Erwachsenen Juckreiz, Harnverhalt und Atemdepression auftreten und müssen therapiert werden.

Adjuvansen sollten abhängig von Schmerzcharakteristik, Schmerzursache und Begleitphänomenen ergänzt werden. Ihr Einsatz kann im Einzelfall in der Tumorschmerztherapie von großem Nutzen sein. Zu diesen Medikamenten gehören trizyklische Antidepressiva bei neuropathischen Schmerzen, Sedativa und Hypnotika zur Sedierung, Neuroleptika besonders bei akut exacerbierenden Schmerzen mit Angstzuständen in der Lebensendphase, Antikonvulsiva bei akut einschießenden neuralgischen Schmerzen sowie

Glucocortikoide bei Hirndruck, infiltrativem Tumorwachstum und ausgeprägten Knochenmetastasen.

Es sollte immer versucht werden, die Therapie so durchzuführen, dass die Kinder die letzte Phase des Lebens im häuslichen Milieu erleben können. Aber auch wenn die Kinder zu Hause betreut werden, muss das onkologische Team ihnen immer ein Ansprechpartner sein und ihnen die Gewissheit geben, dass sie zu jeder Zeit in die Klinik zurückkommen können.

Nicht immer ist ein Sterben zu Hause möglich. Oft ist der Pflegeaufwand so groß, dass er nicht zu Hause geleistet werden kann. Dann sollten die Eltern gemeinsam mit ihrem Kind die letzten Tage in der Klinik verbringen.

In der Finalphase gehören Arzt und Schwester in das Sterbezimmer zu Kind und Eltern. Sie sollten sich hier in schlichter Weise menschlich geben und nicht bis zum Ende mit Überwachungsgeräten, Respiratoren und Injektionen beschäftigt sein.

Sterbehilfe zu geben bedeutet nicht, viele Worte zu machen, sondern beim Sterbenden auszuharren. Entscheidend und hilfreich sind in aller Regel die nonverbalen Beziehungen, die der Kranke und die Eltern spüren: behutsame Pflege, Lagern nach Wunsch, die Hand halten, geduldig und verständnisvoll einfach anwesend sein.

Nach dem Tod des Kindes sollte noch einmal das Gespräch mit den Eltern gesucht werden, und sie sollten auch eingeladen werden, später wieder in die Klinik zu kommen. Fast alle Eltern nehmen diese Einladung gerne an, auch wenn es manchmal Monate dauert, bis sie den Mut haben, die Klinik wieder zu betreten. Sie sind dann meist froh, mit vertrauten Menschen noch einmal über den Leidensweg ihres Kindes sprechen zu können. Vor allem dürfen aber auch die Geschwister nicht vergessen werden, die oft einen doppelten Verlust erleiden. Sie verlieren neben ihrer Schwester oder dem Bruder auch die Eltern, die in ihrem Wesen anders sind als früher.

5 Trauer

Marie-Luise Bödiker-Lange

5.1 Fremde und vertraute Umgangsweisen mit Sterbenden und für Sterbende, Tote und Trauernde in einem multikulturellen Bezugsrahmen

5.1.1 Begriffsbestimmung: Rituale

In allen Kulturen markieren Rituale wichtige Übergänge von einem Lebensabschnitt in den nächsten. Das galt und gilt sowohl für das individuelle Leben wie auch für das Leben der Gemeinschaft. Und das gilt selbstverständlich auch für den Tod. Nicht nur die die Trauernden müssen ihre Beziehungen zum sozialen Umfeld neu gestalten, auch das Umfeld ist durch den Verlust betroffen und muss darauf reagieren.

Als z. B. Achill beim Kampf um Troja starb, beschlossen Freunde wie Feinde einen Waffenstillstand von 17 Tagen, um zu trauern und um das Leben in den jeweiligen Bezügen neu zu bestimmen.

Rituale sind – vereinfacht ausgedrückt – profane Handlungen, die in einem besonderen Bewusstsein, mit einem tieferen Sinn versehen in der Öffentlichkeit ausgeführt werden. (Auch Wörter wie „Zeremonie", „Ritus", „Brauchtum", „Habitus", „Gewohnheit" werden in diesem Zusammenhang benutzt.)

Rituale beinhalten eine symbolische Handlung, die auf eine festgelegte Art durchgeführt wird und damit wiederholbar ist, wenig verbale Anteile hat und überwiegend von den Betroffenen aktiv mitgestaltet wird; d. h. jeder hat eine bestimmte und bestimmbare Rolle in dem Ritual.

Beim Bestattungsritual z. B. geht es um zweierlei: Ablösung und Neubeginn.

1) In Bezug auf den Toten wird den Überlebenden in der Totenfeier das Zeichen gesetzt, er gehört nicht mehr zu den Lebenden, er hat unter ihnen keinen Platz mehr, und darum wird er an einen anderen Ort gebracht.

2) In Bezug auf die Lebenden soll in der Trauerfeier deutlich werden, dass jetzt ein Übergang von einem Erfahrungszustand in einen anderen angesagt ist, z. B. muss die Rolle der Ehefrau sterben, damit eine andere geboren werden kann. Somit geht es im Wesentlichen um die Transformation von Rollen, um einen Bewusstseinswandel.

Die Ritualorte im Bereich Sterben – Tod – Trauer können unter anderem in folgende zusammengehörige Abschnitte unterteilt werden:

1) das Sterben – die Zeit davor und der unmittelbare Übergang,

2) der Tod – die Zeit unmittelbar nach Eintritt des Todes und um die Bestattung herum,

3) Trauer/Nachtrauer – nach der Bestattung, die Zeit bis zum ersten Jahrestag.
    (Auf pathologische Trauer, verzögerte Trauer etc. wird hier nicht eingegangen.)

Wenn das Leben gelingen soll, d.h. das eigene Sterben gelebt werden soll, dann müssen der Sterbende und die Trauernden Möglichkeiten haben, sich zu entwickeln, loszulassen, sich zu verabschieden. Wir können nur erahnen, welche Emotionen mit dem Nahen des Todes und dem Beginn der Trauer verbunden sind: Wut, Schuld, Trauer, Verneinung, Depression. Das Gelingen dieser Aufgaben kann heute nicht als selbstverständlich vorausgesetzt werden, da das Abschiednehmen, Loslassen häufig nicht schon in anderen Lebenssituationen gelernt bzw. eingeübt worden ist.

So hat ein Ritual folgende vier Funktionen:

1) Es markiert das Ende einer Zeit und den Beginn einer neuen.
2) Es sorgt dafür, dass keine Erstarrung eintritt, indem es Raum bietet, Erinnerungen zu wecken, Emotionen zu initiieren und auszuleben – auch starke und negative, wie Schmerz, Wut etc. – und das in einem festgelegten Rahmen ohne oder mit (erlaubtem) Kontrollverlust. Damit kanalisiert das Ritual die Emotionen und bietet Entlastung. (Das wird heute oftmals – gerade im kirchlichen Umkreis von Ritualen nicht ausreichend bedacht – doch dazu später.)
3) Das Ritual hilft beim Übergang von einer Identität in eine andere. Es hilft bei der Lösung aus alten Rollen und bahnt die Übernahme einer neuen Rolle an. Bei der Trauerfeier ist das – wie schon erwähnt - etwa der Übergang von der Rolle als Ehefrau zur Rolle der Witwe. Das ist etwas, was heute viel zu wenig betont wird; z.B. wäre es sinnvoll, in die Trauerfeier ein Ritual einzubauen, das sich auf die Auflösung des Eheversprechens bezieht.

4) Das Ritual hat eine gemeinschaftsfördernde Funktion. Auch die Gemeinschaft muss sich verändern. Sie muss zukünftig ohne die/den Verstorbenen auskommen und gleichzeitig die veränderte Rolle der/des Überlebenden anerkennen und sie/ihn in dieser neuen Rolle in die Gemeinschaft integrieren. Damit bietet das Ritual Sicherheit, Struktur und Orientierung in verschiedenen Bereichen unseres Lebens in einer chaotischen Zeit.

Heute wird oftmals der Verlust von Ritualen beklagt. Für diesen Rückgang von Ritualen gibt es unterschiedliche Gründe, u.a.:
- die Abwendung von Traditionen, von Althergebrachtem, dann aber auch Veränderungen in der Trauermode, den Bestattungsabläufen, den Trauerdrucksachen (heute häufig ohne schwarzen Rand, auf pastellfarbenem Papier gedruckt – wie eine Glückwunschkarte)
- die Abwertung der Gemeinschaft zugunsten des Individuums bei gleichzeitigem Herausfall aus der Gemeinschaft mit der Folge von Vereinzelung
- die Entfremdung von Sterben und Tod
- andere Rituale sind „entleert", ihr Sinn ist verloren gegangen, sie sind funktionslos geworden. Sie werden noch durchgeführt, weil man es immer schon so gemacht hat; dadurch können sie aber ihre heilende Wirkung nicht entfalten

Gerade junge Menschen lehnen die bekannten Rituale im Zusammenhang von Sterben, Tod und Trauer ab, da sie nicht sehen können, wie die Beziehung zum Verlust herzustellen ist, sie empfinden sie als unpersönlich und erstarrt. Hinzu kommt, dass die früher vorhandenen Schutzräume fehlen. Einen trauernden Menschen kann man nicht mehr sofort erkennen. Das hat sicher den Vorteil, dass Ausgrenzung teilweise verhindert wird, aber äußere Trauerkennzeichen hatten auch eine Schutzfunktion.

Der Verlust bzw. die Entleerung von Ritualen und das Fehlen von Schutzräumen trifft insbesondere Migranten. Denn gerade in schwierigen Zeiten, in einem fremden Umfeld suchen Menschen oft Hilfe im „Althergebrachten", im Traditionellen. Migranten der ersten Generation haben den Tod aus ihrem Leben verbannt. Ihr Ziel war es, in die Heimat zurückzukehren, dort alt zu werden und zu sterben. Tote im Einwanderungsland zu begraben, war kein Migrationsziel. Vielleicht ist das auch ein Grund dafür, dass Tod, Trauer und Grab in das Ursprungsland abgeschoben werden, um wenigstens im Tod das Ziel, die geplante Rückkehr noch zu erreichen. Vor 20 Jahren sind z. B. Türken – wenn sie merkten, dass es ans Sterben ging – in die Heimat zurückgekehrt. Das ist heute nicht mehr so. Kinder und Enkel sind in diesem Land aufgewachsen und sozialisiert und haben dabei eine engere Bindung an Deutschland aufgebaut. Gleichzeitig hat sich aus unterschiedlichen Gründen bei den Alten eine Entfremdung zum Ursprungsland entwickelt, dadurch orientieren sie sich mehr an der Lebensplanung der jüngeren Generation. Auch die bessere oder vermeintlich bessere medizinische Versorgung mag hier eine Rolle spielen.

Ein Beispiel für die Schwierigkeit, Rituale wirksam werden zu lassen, kann z. B. an der Funktion des gemeinschaftsstiftenden Aspektes aufgezeigt werden. Hier werden die Migranten praktisch zweigeteilt, bzw. zweifach vergesellschaftet: Zum einen im Einwanderungsland, wo der Tod erfahren wird und die Trauer in der Einwanderungsminderheit initiiert und gelebt werden muss, zum anderen im Ursprungsland, wo durch die Überführung und Bestattung des Toten die Bindungen mit der Herkunftsfamilie wieder gefestigt werden sollen. Diese geforderte Doppelbindung bzw. Doppelidentität mit der Forderung, sich in zwei unterschiedlichen Welten adäquat zu bewegen, ist nicht einfach zu verkraften, insbesondere in einer so schwierigen Lebensphase. Kurz, es ist für Migranten besonders schwer, alte traditionelle Rituale – insbesondere solche, die im Zusammenhang mit Sterben und Tod stehen – mit dem neuen Lebensort zu verknüpfen.

5.1.2 Rituale in einer multikulturellen Gesellschaft am Beispiel von Muslimen

Vorweg zwei banale Bemerkungen:

1) Die Migranten gibt es nicht. Auch die Türken gibt es nicht. Rituale, Bräuche werden nicht nur durch die Glaubensrichtung geprägt, sondern auch durch ethnische und lokale Besonderheiten, die dann die Ausgestaltung mit beeinflussen. Aber auch Alter, Bildungsstand, die Dauer des Aufenthalts in Deutschland usw. spielen eine Rolle. (Bei der zweiten Generation spielt die Religion bei weitem nicht mehr so eine Rolle wie bei der ersten. Wichtige Lebensabschnitte wie Taufe, Hochzeit und Tod lässt aber auch sie auf die traditionellen Riten zurückgreifen – ähnlich wie bei den Christen. In der dritten Generation erleben wir eine

leichte Renaissance von Traditionen. Es bleibt abzuwarten, wie es sich weiterentwickelt.)

2) Alte Rituale haben sich gesellschaftlich und kulturell abgeschliffen. Und auch in der Türkei hat die Uhr nicht angehalten. Kürzlich wurde in Ankara ein Krematorium eröffnet! Auffallend ist hier der Unterschied jeweils zwischen den Generationen, einerseits die Hilfs- und Haltemöglichkeiten innerhalb der Familien, die von außen meist sehr viel positiver bewertet werden, und andererseits das Nichtwissen, das Nicht-mehr-Vertrautsein mit den Ritualen um Sterbebegleitung, Tod und Trauer.

Nehmen wir ein Beispiel:
Ein 68-jähriger Mann ist auf die Intensivstation eingeliefert worden. Die Untersuchung ergab einen Herzinfarkt. Er erholt sich langsam, klagt aber über Schluckbeschwerden. Weitere Untersuchungen ergeben einen inoperablen Krebstumor in der Speiseröhre. Er wird auf die allgemeinmedizinische Station verlegt. Dort erzählt er, dass er nach seinem Herzinfarkt eine schlimme Brustinfektion bekommen habe, die bei ihm Atemnot verursacht und seine Genesung verzögert, dass er sich Sorgen um seine gehbehinderte Frau macht, die allein in der Wohnung ist, und dass er in den letzten zwei Jahren drei seiner Brüder zu Grabe getragen hat. Eine vollständige Aufklärung über die Diagnose hat nicht stattgefunden.

Nehmen wir an, der Mann ist Türke und Muslim. Welche Rituale könnten hier eine Rolle spielen?

Das Ideal jedes türkischen Einwanderers (jedenfalls der ersten Generation) ist es, in der Heimat in den eigenen vier Wänden, umgeben von seiner Familie zu sterben, nicht allein während der Krankheit zu sein, d. h., viel Besuch zu bekommen und selbstverständlich nicht allein zu sterben,- das wäre in der Tat ein großes Unglück, eine Strafe für eine Muslime, einen Muslimen. Sein gewohntes Umfeld zu haben, seine Lieblingsmusik zu hören, seine Lieblingsspeisen zu essen, seinen Lebensrhythmus zu behalten, auch seinen Tagesrhythmus – und damit die Möglichkeit zum rituellen Gebet, so es sich um bekennende Muslime handelt.

Wenn es dann ans Sterben geht, sollen die Angehörigen, Freunde, Nachbarn kommen und dem Scheidenden helal gewähren, das bedeutet das Erlassen aller Schulden, nicht nur im materiellen Sinn. Weiter sollen die Anwesenden das Glaubensbekenntnis und den Koran beten, insbesondere die Sure 36 Ya Sin rezitieren, um den Teufel vom Sterbebett fernzuhalten, damit er nicht noch zu guter Letzt „den Glauben stiehlt". Unmittelbar vor Todeseintritt soll der Sterbende aufrecht gesetzt werden, um das Glaubensbekenntnis noch einmal selbst zu sprechen, dann wird er auf die rechte Seite gelegt: mit Blick gegen Mekka, bzw. die Kaba.

Alle Rituale, die nach dem Tod folgen, sind darauf ausgerichtet, den Toten für den Tag des jüngsten Gerichtes vorzubereiten und werden von Respekt gegenüber dem Toten bestimmt, da die Überzeugung besteht, dass dieser noch sehen und hören kann. Die Augen und der Mund werden geschlossen, der Leichnam in eine leicht gekrümmte Position gelegt, die Arme an den Körper seitlich gestreckt angelegt, das Gesicht wird auf die rechte Seite gewendet. Alles Unreine wird entfernt, so z. B. auch die Kanülen. Der Körper wird dreimal rituell mit fließendem Wasser gewaschen und abgetrock-

net. Dabei wird auch im Tod die Schamgren-
ze beachtet, z. B. durch Vermeidung unnötigen
Aufdeckens und durch die Verrichtung der Arbeiten nur durch gleichgeschlechtliche Personen. Der Tote wird in drei Leichentücher ein-
gehüllt (Frauen in fünf, Kinder in eines).

Das alles geschieht, wie gesagt, mit großem
Respekt, wobei die Verwandten nach den An-
weisungen des Imam arbeiten, oder speziell
dafür ausgebildete Personen diese Aufgabe
übernehmen. Dann beginnt das öffentliche
Abschiednehmen, die Totenwache und das An-
heben der Trauerklage.

Es wird im Koran gelesen, geweint, geklagt,
dem Toten werden Vorwürfe gemacht, es werden Schmerzen gezeigt, wobei der Tote berührt
und geküsst wird. Es ist Pflicht, um und über
den Toten zu weinen. Dabei wird der Tote nie
allein gelassen. Die Gemeinschaft sorgt dafür,
dass er innerhalb von 24 Stunden bestattet
wird, damit die gute Seele unverzüglich zu
Gott gelangen und die schlechte keinen nega-
tiven Einfluss auf die Gemeinschaft ausüben
kann. (Die klimatischen Bedingungen haben
auch früher wohl eher eine sekundäre Rolle
gespielt.) Der Leichnam wird zur Moschee gebracht, wo noch einmal das Totengebet gesprochen wird und die Freisprechung durch
die Gemeinde erfolgt – das erneute helal-Ge-
währen. Dann geht es zum Friedhof, wobei
der Tote von den Freunden und entfernteren
Familienangehörigen abwechselnd getragen
wird. Damit wird ihm von diesen ein letzter
Dienst erwiesen. Er wird in einem von den
Angehörigen ausgehobenen Grab (ohne Sarg)
beerdigt, das Gesicht gen Mekka gelegt. Mit
Hilfe von Holz oder Strohballen wird eine Art
Grabkammer geschaffen, so dass keine Erde
unmittelbar auf den Toten fällt. Dann wird
das Grab von den Anwesenden zugeschaufelt.

Alle verlassen anschließend das Grab, außer
dem Imam. Er hilft dem Toten bei der Begegnung mit den zwei Engeln und deren Fragen
(Wer ist dein Gott, wer ist dein Prophet, was
ist deine Religion?). Das Grab wird dann am
siebten Tag, am 40. Tag und am Jahrestag noch
einmal besucht. Ansonsten soll der Friedhof
für die Lebenden kein Wallfahrtsort sein.

Nach der Bestattung versammeln sich alle
Trauernden im Hause des Verstorbenen. Es
wird gegessen, ein Mahl, das die Nachbarn
zubereitet haben.

Die Gäste bleiben den ganzen Tag und die
ganze Nacht. Es wird viel gebetet, geweint,
von dem Toten erzählt, aber auch über Zu-
kunftsängste und vieles andere mehr wird gesprochen. Es wird Tee und Kaffee getrunken,
allerdings ohne Zucker. Süßes ist während der
Trauer tabu. Dabei wird erwartet, dass die
Gäste ebenfalls weinen und wehklagen. Dieses Weinen und Klagen dient nicht nur der
Demonstration von Solidarität mit den Betroffenen, sondern auch der Katharsis hinsichtlich eigener nicht ausreichend bearbeite-
ter Verluste, etc. Je mehr Leute kommen, desto
höher wird der gespendete Trost eingeschätzt.
Außerdem ist es Pflicht im islamischen Glauben, die Trauernden zu besuchen und mit
ihnen zu weinen.

Die Kondolenzzeit beträgt rituell drei Tage.
Wenn Angehörige von weit entfernt anreisen
müssen, verlängert sie sich auf sieben Tage.
Während der ersten sieben Tage sollen die
Angehörigen das Haus nicht verlassen, damit
der Besuch empfangen werden kann, dabei
dürfen Trauernde nicht allein gelassen werden, sie sollen merken, dass sie von der Gemeinschaft auch in einer anderen Rolle weiterhin getragen werden. Das größte Unglück
ist es, allein, verlassen zu sein, niemanden zu

haben und keinen Platz in der Gesellschaft zu finden.

Die ersten drei bzw. sieben Tage sind ein Stadium der intensiven Trauer. Die Trauernden essen wenig (oder gar nicht), sie baden nicht, rasieren sich nicht, Kleiderwechsel findet nicht statt. Sie befinden sich in einem gesellschaftlichen Nichtraum, in einer Übergangszeit. Die Nachbarn kommen und verrichten die liegengebliebene Arbeit.

Am dritten Tag kommen alle in der Moschee zusammen, um zu beten und den Koran zu lesen. Je mehr für den Verstorbenen unmittelbar nach dem Tod gebetet wird, desto leichter wird er es im Jenseits haben.
Am siebten Tag wird ein Stein auf das Grab gelegt, um es zu markieren, damit die Totenruhe nicht gestört wird.

Auf dem späteren Grabstein finden sich Namen – häufig in arabischer Schrift auch Koranstellen, aber neuerdings auch Symbole wie Halbmond, Stern, geknickte Rose, Palmenzweig, betende Hände (vgl. Columbiadamm, Berlin-Gatow), die allerdings nicht im Einklang mit dem streng religiösen Brauchtum sind. Aber in der Regel ist das Grab sehr schlicht gestaltet, da die Grabesruhe für die Muslime nur ein Übergang, eine Zwischenphase ist. Wichtig bleibt die Kennzeichnung, damit die Grabesruhe nicht gestört wird.

Bis zum 40. Tag sollte bedeckte Kleidung getragen werden, aber nicht unbedingt schwarz. Am 40. Tag nach der Bestattung versammeln sich wieder alle im Hause des Verstorbenen oder auch auf dem Friedhof; sie beten für den Verstorbenen und bitten Allah um seinen Segen. Es werden am Grab Opfergaben ausgeteilt, das Grab wird eingefriedet bzw. bekommt seine endgültige Form. Danach wird die Trauer offiziell aufgehoben. Es werden Süßigkeiten und Gebäck zum Tee oder Kaffee gereicht: als Zeichen dafür, dass eine neue, positive Ordnung (wieder) hergestellt wurde. Nach einem Jahr gehen die Angehörigen erneut zum Friedhof, aber wie schon gesagt, der Friedhof ist kein Ort für die Lebenden. Während des Jahres sollen noch im Namen des Verstorbenen Almosen gespendet werden. So ungefähr läuft es im Idealfall ab.

Wie aber ist der Verlauf in der Realität bei den Migranten?

Ein Türke – wenn er lebensbedrohlich erkrankt ist – wird in der Regel nicht nach Hause geholt, geschweige denn in die Heimat transportiert. Er bleibt im Krankenhaus, da die Angehörigen das Beste für ihn wünschen und sich später keine Vorwürfe machen wollen, dass sie etwas versäumt haben. Oftmals werden sie ihm auch nicht sagen, wie es um ihn steht, damit er keine Ansprüche stellt, sondern sie werden darauf hoffen, dass die Institution Krankenhaus ihnen diese Aufgabe abnimmt und dann auch die erwartbaren Aggressionen auf sich zieht. Der Kranke ist in der Regel in einem Mehrbettzimmer untergebracht. Da er aber zu einer Minderheit gehört, ist die Wahrscheinlichkeit, dass er der einzige Muslim im Zimmer ist, relativ groß. Er ist misstrauisch gegenüber der deutschen Küche, wahrscheinlich wird er sich vegetarische Kost bestellen, um allen Schwierigkeiten aus dem Weg zu gehen. Seine Verwandten werden ihm u. U. Essen ins Krankenhaus bringen, und er wird es lauwarm oder kalt essen, oft entgegen allen Diätvorschriften. Das Pflegepersonal wird sich vielleicht darüber ärgern, vielleicht werden sie ein Gespräch mit den Angehörigen suchen, vielleicht gelingt das, vielleicht aber auch nicht, wenn diese nicht verstehen oder verstehen wollen. Der Kranke wird es schwierig haben, seinen Gebetsverpflichtungen nachzukommen, insbesondere im Mehrbettzimmer. Vielleicht wird er sich ins Treppenhaus verziehen, um dort ungestört zu beten. Auch die Besuche auf der Station beeinträchtigen u. U. den Rhythmus und die Routine. Auf der einen Seite wird sich über zu wenig Besuch beklagt, auf der anderen Seite wird sich über diese Quantität zumindest nicht gefreut.

Es kommt zum Sterben, und die Freunde, Nachbarn, Arbeitskollegen und natürlich die Verwandten erscheinen, um helal zu gewähren. „Einmal waren es 40 innerhalb einer Stunde, und das im Mehrbettzimmer. Die Station stand Kopf." Auch Krankenhäuser, die auf Personenandrang vorbereitet sind, verkraften das nicht so leicht.

Dann beginnt die letzte Phase des Sterbens. Die Versammelten möchten den Koran laut lesen, das Glaubensbekenntnis wieder und wieder aufsagen, das ist weder im Mehrbettzimmer noch im Aufenthaltsraum – wenn er denn dafür zur Verfügung gestellt wird – ohne weiteres möglich. Sie möchten den Sterbenden nach ihrem Ritus legen. In Deutschland liegt man aber auf dem Rücken, die Hände über der Brust gekreuzt.

Totenwache im Krankenhaus, mit lautem Beten, Weinen und Singen ist undenkbar für viele. Gott sei Dank gibt es Bestattungsunternehmen, die bei Anruf schnell kommen, den Toten mitnehmen und die Station entlasten, indem sie den Angehörigen den Toten wegnehmen. Die Angehörigen gehen also nach Hause – vielleicht haben sie den Toten gar nicht mehr sehen können –, legen dort ein Kleidungsstück von dem Verstorbenen auf den Boden oder den Tisch und beginnen ihre Totenklage, ihre Totenwache, während der

Tote allein und ungeschützt einer Institution ausgeliefert erscheint. Die meisten wissen ja nicht einmal, dass sie unter gewissen Voraussetzungen den Toten hätten nach Hause mitnehmen können.

Die Frauen, die vorrangig für die Totenklage verantwortlich sind, berichten, dass es ihnen schwer fällt, ohne die Gegenwart des Toten in die Trauer zu kommen. Es ist ein Unterschied – nicht nur bei Kindern –, ob sich verabschiedet wurde oder ob eine Person plötzlich weg ist.

Längst nicht alle reisen für die Bestattung ins Heimatland. Das ist auch eine Frage des Geldes, trotz der Bestattungsvereine. Manchen ist es auch nicht möglich, die Toten überführen zu lassen, weil in der Heimat kriegsähnliche Zustände herrschen (z. B. Bosnien) oder sie aus politischen Gründen nicht in die Heimat zurückkehren können.

Das Gesetz sagt, der Tote soll innerhalb von 24 Stunden bestattet werden, und zwar am Ort des Todes, dabei muss der Körper Berührung mit der Erde haben, das Grab muss nach Mekka ausgerichtet sein und die Grabesruhe darf nicht verletzt werden. Demgegenüber stehen nun deutsche Gesetze und Verhältnisse: In der Regel darf erst nach 48 Stunden bestattet werden. Es muss im Sarg bestattet werden. (Ausnahmen sind die Friedhöfe in Essen, Aachen und Hamburg. In Berlin ist es jetzt möglich, im Klappsarg bestattet zu werden.) Auch wenn das Grab gekauft wird, ist es nur ein Kauf auf Zeit. Das ist für Migranten nicht verständlich und besorgniserregend. Das Ausheben des Grabes, das Tragen des Sarges, das Zuschütten des Grabes durch Familienangehörige ist unerwünscht, manchmal sogar verboten. Auch hier haben die Angehörigen also den unmittelbaren Kontakt zum Toten verloren. Er wurde von Fremden abgeholt, zurecht gemacht, bewacht und womöglich im Sarg ohne Erdberührung bestattet, in einem Grab, das nicht nach Mekka ausgerichtet ist, in unheiliger Erde.

Wenn der Tote ins Herkunftsland überführt wird, und das ist bei Erwachsenen noch die Regel (ca. 90 %; bezieht man Kinder in die Berechnung mit ein, ca. 80 %), ist sehr wenig Zeit vorhanden. Meist konnten nicht alle Angehörigen den Toten im Krankenhaus sehen – wenn das nicht möglich war, hoffen sie, das vielleicht im Ursprungsland bei der Aufbahrung nachholen zu können. Wenn die Angehörigen nicht darauf bestehen, wird der Leichnam nicht vom Bestattungsinstitut rituell gewaschen, in der Heimat findet die Waschung häufig auch nicht mehr statt, entweder wegen der Totenruhe oder weil die Verwesung schon zu weit fortgeschritten ist. Aber auch dort – in der Heimat – sind der Tote und die ihn Begleitenden Fremde. Sie können mit den dort Lebenden nur einen kleinen Teil des Rituals durchführen, mit Menschen, die in ihrem alltäglichen Leben und dem Leben des Verstorbenen nur wenige Gemeinsamkeiten verbanden. Die Begleitenden müssen wieder zurück nach Deutschland und dann dort anknüpfen, wo sie aufgehört haben und mit der Nachtrauer beginnen.

Hierher zurückgekehrt, ist die 7-Tage-Frist der intensiven Trauer und der Neuorientierung vorbei, obwohl vielleicht noch nicht einmal ausreichend Zeit war für den Einstieg in die neue Situation. Es gibt kein Grab, das gemeinsam besucht werden kann. Vielleicht waren während der Abwesenheit Trauergäste da, die nicht empfangen wurden und nun gekränkt sind. Der Arbeitgeber hat in der Regel auch wenig oder kein Verständnis für äußere Zeichen der Trauer – er wird das eher als ungepflegt bewerten. Auch die zeitlichen Vorstellungen in Bezug auf die 40 Tage finden wenig Verständnis. Das heißt, vieles, was Sicherheit, was Stütze in der Zeit sein könnte, fällt ersatzlos weg.

Auch die gemeinschaftsfördernden Aspekte in der Trauerzeit durch die unterschiedlichen Aufgaben und die Rollenverteilung gelten nicht mehr. Zum Beispiel können die Alten ihre Funktion als Leiter und Organisatoren des Ritualablaufes nicht mehr wahrnehmen, da sie die Rituale nicht mehr gut genug kennen, um sie zu initiieren und anzuleiten. Um die behördlichen Angelegenheiten zu regeln, sprechen sie nicht ausreichend die deutsche Sprache und sind auf die zweite Generation angewiesen. Das gilt für die Organisation der Reise in das Ursprungsland, das gilt für die Verhandlungen mit dem Arbeitgeber, das gilt für die Entschuldigung bei den Nachbarn, die sich über Lärm und Belästigung durch den vielen Besuch gestört fühlen. Die zweite Generation kennt die Riten fast gar nicht oder sie ist ihnen sehr kritisch gegenüber eingestellt, hat aber durch Sprachkenntnisse und Wissen über formale Abläufe einen Statusgewinn. In der dritten Generation erleben wir eine leichte Renaissance des Traditionellen. Die Rituale, die ihnen zur Verfügung stehen, um die Gemeinschaft zusammenzuhalten und neu zu formieren, erweisen sich aber alles in allem als nicht tragfähig, sie können sich nicht durchsetzen. Das schwächt die Position der Alten und lockert den Familienverband. Abgesehen von unterschiedlichen Bindungen an die islamische Religion auch innerhalb einer Familie, kann es auch unterschiedliche Vorstellungen auf Seiten der Familie und des Imams in Bezug auf Bestattungsrituale geben oder die Art und

Weise, wie und in welchem Umfang agit gemacht werden soll. Rituale, die in der Türkei Sinn machen und eindrücklich wirken, sind im anderen Land leer oder zeigen Auswirkungen in unerwünschter Richtung, erzeugen Irritation und Abwehr, z. B., wie schon erwähnt, die fehlende Rasur. Bei allem steht auch noch die Kränkung im Raum, dass ein Familienmitglied das Migrationsziel nicht oder nicht auf die rechte Weise erreicht hat bzw. einen ihm ungemäßen Tod erlitten hat.

Kurz, muslimische Migranten haben wenig Zeit, Raum und Möglichkeiten, ihre Trauer, ihren Schmerz in angemessener Form zu leben – weder hier in Deutschland noch in ihrem Ursprungsland. Das heißt, der Tod entwurzelt sie noch mehr von ihrem Ursprung, während sie aufgrund der Art und Weise, wie die Rituale hier gelebt werden (können), auch im neuen Land keine Wurzeln bilden können.

5.1.2.1 Zusammenfassung

In schwierigen Zeiten, wenn im Menschen und um ihn herum Chaos herrscht, werden Stützen gebraucht. Rituale kommen diesem Wunsch nach Ordnung und Stütze entgegen, insbesondere dann, wenn sie die Betroffenen in den Mittelpunkt dieser Abläufe stellen.

Wir leben heute in einer multikulturellen Gesellschaft. Es ist an der Zeit, dass sich alle helfenden Berufe nicht nur theoretisch mit den kulturellen, religiösen und ethnischen Werten von Migranten auseinandersetzen, sondern auch versuchen, diese in das alltägliche Leben zu integrieren. Das betrifft auch die Einstellungen zu Gesundheit, Krankheit, Sterben und Tod: Welche Behandlungen sind erlaubt, welche erwünscht, was ist ein gutes

Sterben, ein guter Tod. Das kann für jeden Menschen unterschiedlich sein. Die Reaktionen der Sterbenden werden geprägt von ihren kulturellen Anbindungen, ihrem Glauben, ihren Vorstellungen vom Leben nach dem Tod. Wenn Helfende eine Ahnung von diesen Hintergründen haben, verbessern sich ihre Möglichkeiten, Haltungen und Aussagen leichter zu verstehen und dadurch den Betroffenen helfen zu können, ihr Leben rund zu machen, einen Sinn im Sterben zu finden. Wenn mehr darüber gewusst würde, wie Leid und Schmerz in einer Kultur ausgedrückt werden, welches Verhalten nach Eintritt des Todes angebracht ist, könnte der Ablauf besser unterstützt werden. Solange diese Kenntnisse aber nicht vorhanden sind, kann es zu Missverständnissen bis hin zum Abbruch der Kommunikation kommen, was bei den Betroffenen u. U. zu einem erschwerten Abschied oder zu einer schwierigeren Trauerbearbeitung führt.

Auch Migranten geht es in schwierigen Zeiten besser, wenn sie auf bekannte Rituale und vertraute Abläufe zurückgreifen können, die ihnen Halt und Hilfe geben. Wenn diese jedoch als abwegig, störend oder irrelevant angesehen werden, ist das eine schwere Kränkung.

Wir haben eine Neubelebung von Ritualen um den Tod herum durch die Aids-Erkrankten erleben können. Vielleicht kommen wir dahin, dass Jugendliche, die in ihrer Ablehnung vieler alter Rituale sehr starr sind, sich aufmachen, neue suchen und dabei vielleicht auch durch andere Kulturen inspiriert werden.

Es soll aber auch nicht verschwiegen werden, dass Rituale nicht allen immer helfen. Die wichtigsten Nachteile sind:

- Rituale sind nicht universal, sie müssen immer wieder neu gefunden und mit Sinn belegt werden
- sie können verschleiern
- durch ihren starren Ablauf, die festgelegte Form können sie auch das Eigentliche verdrängen
- sie erstarren relativ schnell
- sie sind innovationsfeindlich
- sie können hierarchisch missbraucht werden
- und ihre Hilfsmöglichkeiten sind letztlich von dem Maß beschränkt, wie die Betroffenen Zugang zu ihnen finden

5.1.3   Empowerment für die Begleitung – der Ma-ka-ni-wi-Koffer

Nichts wird schlimmer empfunden angesichts einer schwierigen Situation als das Gefühl der Hilflosigkeit und Ohnmacht. Durch Aus-, Fort- und Weiterbildung und natürlich durch eigene Erfahrungen mit dem Thema meinen die meisten, für die Begleitung der Sterbenden und ihrer Angehörigen gerüstet zu sein. Und natürlich haben sie gelernt auszuhalten, geschehen zu lassen, Empathie zu empfinden und zu zeigen. Trotzdem möchten viele etwas Handfestes tun – nicht immer, auch nicht immer öfter, aber manchmal. Dafür wurde ein Koffer entwickelt, der bei der Sterbebegleitung im multikulturellen (Berliner) Umfeld von Nutzen sein kann. Dabei wurden neben den christlichen auch die muslimischen und jüdischen Mitbürger/innen mit bedacht.

Der Koffer ist eine Möglichkeit für die Helfer/innen, in Kontakt mit den Betroffen und den Beteiligten zu kommen – im Rahmen dessen, was ihnen möglich und sinnvoll erscheint, um diesen dann die weitere Initiative zu überlassen.

Der Kofferinhalt:

- CD-Spieler, Kopfhörer und kleine Boxen, verschiedene CDs mit klassischer, meditativer, aber auch Sufi-Musik
- CD mit Teilen des Korans
- Bibel, 1. und 2. Testament, Lutherbibel, Koran
- Kirchengesangbücher
- A.T. (jüdische Ausgabe mit Psalmen), Gebetbuch
- Wechselrahmen in Postkartengröße
- Postkarten, Bilder mit Motiven/Symbolen: Bäume in den vier Jahreszeiten, Ähren(feld), Erntekranz, Mandalas, Labyrinthe (auch Ouroborus/Schlangen/Labyrinth: im alten Ägypten als Ewigkeitssymbol verwendet, als Kreis die Entfaltung des Einen in Allem und die Rückkehr von Allem zu Einem), Engel (mit Palmwedel: Todesbote/Friedensengel), Schmetterling (Metamorphose, Seelensymbol), Mohnblüte (Tod als Übergang, ewiger Schlaf), Alpha und Omega (erster und letzter Buchstabe des griech. Alphabets: Anfang und Ende, Selbstbezeichnung des Allmächtigen), Fluss, fließendes Wasser (Rückkehr in den göttlichen Lebensstrom), Efeu (am besten als lebende Pflanze bzw. getrocknete Pflanze: kultische Pflanze, Osiris und Dionysos verbunden, bedeutet Wiedergeburt und Auferstehung), Rose
- „Trostbücher", Gedichtsammlungen (selbst zusammengestellt), „Der kleine Prinz" u.ä.,
- Kreuz (kein Kruzifix), Rosenkranz, Jakobsmuschel (Pilgersymbol), Stundenglas, Sand, Sandsäckchen mit Erde aus Is-

rael, blaues Auge (in Fischform beispielsweise), Hand der Fatima (gegen den bösen
Blick), Ei aus Marmor oder Holz, Teelichter, schlichte Kerzen mit Kerzenständer
(Messing) oder in Form eines Sternes, Sterne überhaupt
- für die Teelichter Halterungen im Yin
  Yang- Symbol, Streichhölzer
- Eau de Cologne aus der Türkei (zur Er-
  frischung, Begrüßung, rituellen Reini-
  gung)
- Taschentücher (keine Papiertaschentücher)
- Briefumschläge, Papier und Filzstifte/Ku-
  gelschreiber
- Blumenvase, Duftessenzen und Duft-
  schale,
- Sofortbildkamera mit Film

5.1.4 Fragenkatalog zur „Wissenserforschung"

In Bezug auf Formales:

- Wer ist verantwortlich für den rituellen
  Ablauf, gibt es eine „Leitung" (in der Fa-
  milie)?
- Wo können die Betroffenen Hilfe bekom-
  men – neben der religiösen Betreuung?
  Welche Institutionen sind es, wo befinden
  sie sich (Vereinigungen von Ausländer-
  gruppen)?
- Welche ethnischen Vereinigungen könn-
  ten unterstützend wirken?
- Wo gibt es Adressenlisten für Seelsorger
  (christl., jüd., islam. etc.)?
- Welche Rituale sind in der Kultur, in der
  Religion, in der Familie wichtig?
- Wo und wie kann der Tote angemessen ri-
  tuell versorgt werden?

- Wo können in der Institution Schwierigkeiten bei der Durchführung von rituellen
  Handlungen auftreten?
- Welche Bestattungsunternehmen sind in
  der Lage, Bestattungen nach Wunsch und
  rituellen Gebräuchen vorzunehmen (Mit-
  gliedschaft in Überführungsvereinen)? Wo
  sind auch Aufbahrungen ohne Plastikfolie
  möglich?
- Welche Krankenhäuser haben Erfahrungen und Möglichkeiten mit speziellen
  Wünschen und rituellen Handlungen von
  Migranten?

In Bezug auf die helfende Person:

- Wie kann man mit laut Trauernden in der
  Öffentlichkeit umgehen?
- Welche ethnischen Vereinigungen sind für
  die Begleitung von Sterbenden und Trauernden und die damit in Zusammenhang
  stehenden Zeremonien zuständig?
- Wo kann man Informationen über Bräuche in der entsprechenden Kultur und
  Religion bekommen, damit wichtige
  Grundsätze beachtet werden können, um
  die Betroffenen nicht zu verletzen?
- Wie kann man Trauernde in der Ausübung
  ihrer kulturellen und religiösen Rituale
  unterstützen?
- Wie kann man das Umfeld für diese Handlungen sensibilisieren?
- Was muss man wissen über geschlechtsspezifische Unterschiede, Generationsunter-
  schiede, in Bezug auf rituelles Verhalten?
- Wie kann man helfen, die religiösen Bedürfnisse sicher zu stellen?
- Wie achtet man darauf, dass mit den
  Betroffenen und nicht über sie gesprochen
  wird?

– Wie erfahre ich die Wünsche, Bedürfnisse
der Beteiligten?

In Bezug auf den Sterbenden:

– Wer soll beim Sterben dabei sein, wer
nicht?
– Wer soll (beim Sterben, nach dem Tod)
benachrichtigt werden?
– Wird eine religiöse Betreuung gewünscht,
wenn ja, von wem?
– Gibt es einen Vertrag mit einem Bestattungsunternehmen?
– Wie soll nach dem Tod verfahren werden?
  – Soll die/der Tote unberührt liegen bleiben, wenn ja, wie lange?
  – Soll sie/er gewaschen werden, wenn ja,
  wie, von wem?
  – Soll sie/er angekleidet werden, wenn ja,
  in welchen Sachen, von wem?
  – Soll sie/er aufgebahrt werden, wenn ja,
  wo?
  – Soll eine Totenwache stattfinden, wenn
  ja, wie soll sie gestaltet werden?
  – Gibt es Wünsche in Bezug auf die Trauerfeier?

In Bezug auf die Angehörigen:

– Wie kann die Familie aktiv in den Ablauf
mit einbezogen werden?
– Was ist Familientradition im Zusammenhang mit Sterben, Tod, Trauer?
– Was ist möglich und hilfreich? Erinne-
rungsstücke: Haarlocke, Hand- oder Fuß-
abdruck, das Laken, evtl. ein Foto; Sargbei-
gaben: z.B. Briefe, Zeichnungen, Bilder,
Symbole etc., die Sarggestaltung usw.
– Wenn es in der Familie sowohl christliche
wie auch muslimische Bedürfnisse an kul-

turellen Handlungen gibt, wie können
diese befriedigt werden?
– Wer übernimmt in der Familie die Erledi-
gung wichtiger Aufgaben (Benachrichti-
gung des Arbeitgebers, Behördengänge,
Verhandlung mit den Friedhofsbehörden
etc.)? Braucht es Unterstützung?

(Der Katalog ist nicht vollständig und bedarf
der Ergänzung und Überarbeitung)

5.1.5 Rituale für den/die Begleiter/innen

In der Hospizarbeit konnte festgestellt werden,
dass Mitarbeiter/innen neben Fort- und Weiterbildung, Supervision sowie Gesprächsrun-
den und Festen Rituale benötigen, um sich von
den Toten, der Begleitung zu verabschieden.
Sie brauchen:

– Entlastung
– Möglichkeiten, über „ihre Sterbenden" zu
sprechen
– Möglichkeiten, sich an die Toten und ihre
gemeinsame Wegstrecke (in der Gemein-
schaft) zu erinnern: das Geglückte daran
und insbesondere das vielleicht weniger
Geglückte
– Möglichkeiten, sich von den Toten zu ver-
abschieden und sich von der geleisteten
Aufgabe zu distanzieren, um frei für neue
Aufgaben zu werden

Im Folgenden sollen mögliche Rituale vorgestellt werden:

– Alle Mitarbeitenden haben die Pflicht,
nach abgeschlossener Sterbe- und/oder

Trauerbegleitung einen Abschlussbericht
zu schreiben.
- Für jede Tote und jeden Toten gibt es eine
  Kerze, die in der Supervision angezündet
  und in die Mitte gestellt wird, so lange, bis
  sie sich verzehrt hat, um sich an die Tote
  oder den Toten und die Begleitung zu erinnern und sich dafür zu bedanken.
- Es gibt in der jeweiligen Einrichtung eine
  Wand, an dem die Todesanzeigen und die
  Danksagungen ausgehängt werden.
- Einmal im Jahr findet ein Abschiedsritual
  für die innerhalb des letzten Jahres Verstorbenen statt. Jeder/jede ist im Vorfeld eingeladen, sich an dem Ritual zu beteiligen und
  Texte, Lieder, Tänze etc. vorzuschlagen, die
  dann in das Ritual eingebaut werden. Es
  beginnt in einem feierlichen Rahmen mit
  einer Meditation, die einen Rückblick auf
  das vergangene Jahr ermöglichen soll. Danach werden alle Namen der Verstorbenen
  mit einem Standardsatz benannt und von
  der Begleitung (Hauptbegleitung) auf einen
  ausgehängten großen Bogen Papier geschrieben. Auf dem Rückweg wird dabei
  aus dem Korb entweder eine Blume oder
  eine Schwimmkerze als Symbol mitgenommen. Danach folgt eine persönliche Bilan-
  zierung, es wird formuliert, was aus der Begleitung mit in die Zukunft mitgenommen
  werden soll und wovon die Begleitung sich
  verabschieden/trennen möchte. Das wird
  auf zwei verschieden farbigen Karten
  festgehalten. Diese Phase dauert in der
  Regel recht lange. Danach geht es mit
  Fackeln, Kerzen, Laternen zum Fluss. Dort
  werden die Kerzen oder Blumen unter Na-
  mensnennung und evtl. mit einem Ab-
  schiedsgruß dem Wasser übergeben. Diese
  Handlung wird unterbrochen von den li-

terarischen Texten, persönlichen Danksagungen, Berichten vom Erlebten, auch Gebeten, Liedern etc., die für diese Gelegenheit ausgesucht wurden. Danach beginnt
der Gang durch das Kerzenlabyrinth, im
Pilgerschritt bis in die Mitte, in der ein
Feuer mit der Namensliste der Toten vom
ersten Pilger entzündet wird und in das die
belastenden oder die abzulegenden Erfahrungen geworfen werden. Der Gang durchs
Labyrinth dauert pro Person ungefähr
50 Minuten, eine ausreichend lange Zeit,
um sich zu erinnern, um abzulegen und sich
wieder umzuwenden. Nachdem alle Teil-
nehmer/innen aus dem Labyrinth gekommen sind, werden ein Glas Sekt und eine
Süßigkeit gereicht und auf das Leben ange-
stoßen – und die evtl. in die Zukunft ein-
zubeziehenden Erfahrungen und Danksagungen (wer will) veröffentlicht. Danach
geht es zum Buffet oder zum Grill und es
wird über das Jahr, die Toten, die anstehen-
den Sterbebegleitungen, die Erfahrungen
aus den Trauergruppen geredet, auch Wit-
ziges und Komisches hat hier seinen Platz.
Das Kerzenlabyrinth brennt weiter, in der
Regel verlöschen die letzten Kerzen erst
nach zwei Uhr morgens. Und mancher
macht sich noch einmal ganz für sich auf
den Weg durchs Labyrinth. Es ist insbesondere dieser lange Gang durchs Kerzenlabyrinth, im Pilgerschritt, schweigend, mit
Musik (und Kerzen), der die schmerzlichen
und positiven Erinnerungen wieder bewusst macht und alle Teilnehmer/innen in Kontakt mit ihrer eigenen Sterblichkeit bringt.
Das Gehen wird von einigen als anstrengend empfunden und es wird dann als
Glücksgefühl bewertet, wenn der Weg geschafft wurde. Einigen wenigen ist das Ri-

tual zu bewegend, nicht nüchtern genug –
insbesondere Männern –, die wenigsten
bleiben ihm jedoch fern. Selbstverständlich
ist die Teilnahme freiwillig.

5.1.6 Zusammenfassung

In vielen Kulturen markieren Rituale wichtige Übergänge des persönlichen Lebens und
der Gemeinschaft. Heute ist es mehr denn je
notwendig, sich auf die Suche nach tragfähi-
gen Ritualen zu machen, da das Wissen um
Rituale (insbesondere religiöse) verloren gegangen ist, bzw. die alten Rituale funktionslos
geworden sind.

Nur Rituale, deren Sinn erkannt wird und
die entsprechend vollzogen werden können,
wirken. Nur sie können ihre Funktion erfüllen, Gefühlsausdruck zu ermöglichen und den
Menschen durch die Wandlungsphasen seines
Lebens zu begleiten. Dann aber geben sie Sicherheit, Orientierung und helfen, die Fülle
des Lebens zu erfahren.

Literatur

Zu kulturellen Hintergründen:

[1] Aries, Ph.: Geschichte des Todes. München 1982.
[2] Arnold, P.: Das Totenbuch der Maya. Freiburg 1993.
[3] Champdor, A.: Das Ägyptische Totenbuch. Freiburg 1993.
[4] Deutsches Rotes Kreuz (Hrsg.): Wege in die Ewigkeit. Tod und Sterben im Kulturvergleich. Berlin 1997.
[5] Höpp, G.: Du beruhigte Seele. Zum Umgang mit Tod und Trauer bei Muslimen in Krankenhäusern. Berlin 1998.

[6] Jonken, G.: In fremder Erde. Zur Geschichte und Gegenwart der islamischen Bestattung in Deutschland. Berlin 1996.
[7] Irish, D. P. et al.: Ethnic Variations in Dying, Death And Grief. Diversity in Universality. Washington D.C. 1993.
[8] Melken, S.: Die letzte Reise. Sterben, Tod und Trauersitten in Oberbayern. München 1984.
[9] Rinpoche, S.: Das Tibetanische Buch vom Leben und vom Sterben. München 1993.
[10] Schikart, G.: Tod und Trauer in den Weltreligionen. Gütersloh 1999.

Zum Sterben:

[11] Christoph.-Hospiz-Verein München: Pflegen bis zuletzt. München o. J.
[12] Kübler-Ross, E.: Leben, bis wir Abschied nehmen. Gütersloh 1991.
[13] Lamerton, R.: Sterbenden Freund sein. Freiburg 1994.
[14] Tausch-Flammer, D.: Sterbenden nahe sein. Freiburg 1994.

Zum Tod:

[15] Tausch-Flammer, D., L. Bickel: Wenn ein Mensch gestorben ist ... Wie gehen wir mit den Toten um?. Freiburg.
[16] Thomas, C.: Vom Umgang mit der Leiche. Köln 1984.

Zur Trauer:

[17] Canacakis, J.: Ich begleite dich durch deine Trauer. Stuttgart 1990.
[18] Jerneizig, R., U. Schubert: Der letzte Abschied. Frankfurt 1994.
[19] Kast, V.: Sich einlassen und loslassen. Freiburg 1994.
[20] Sax, M., V. Knaar, M. Boer: Begraben und Vergessen. Ein Begleitbuch zu Tod, Abschied und Bestattung. Berlin.

Zu Ritualen:

[21] Bärsch, J., B. Kowalski: Trauernde trösten, Tote beerdigen. Stuttgart 1997.
[22] Bauerdick, R.: Dem Himmel nah. Mysterien, Mythen, Rituale. Freiburg.
[23] Beck, R., S.B. Metrick: The Art of Ritual, Berkeley 1990.
[24] van Gennap, A.: Übergangsriten. Frankfurt 1986.
[25] von der Hart, O.: Abschiednehmen. Abschiedsrituale in der Psychotherapie. München 1982.

[26] Herriger, C.: Die Kraft der Rituale.München.
[27] Holz, K., C. Zahn: Rituale und Psychotherapie. VWB.
[28] Schellenbaum, P.: Nimm deine Couch und geh. Heilung mit Spontanritualen. München 1994.
[29] Stachow, H.: Rituale der Erneuerung, Arbeitskreis Volkskunde und Kulturwissenschaft.
[30] Walker, B.: Women's Rituals. New York 1990.

5.2 Trauern – ein Weg der Heilung

Daniela Tausch-Flammer

Jeder wird die Erlebnisse, die durch Sterben und Tod ausgelöst werden, unterschiedlich erfahren und mit der Erschütterung anders umgehen. Es gibt keinen allgemeingültigen Weg. Wir neigen dazu, Trauer zu vermeiden, weil sie schmerzlich ist, aber wir können oftmals nur durch den Schmerz verwandelt werden. So hat einmal eine sterbende Frau gesagt:

„Wissen Sie, es klingt zwar merkwürdig, aber ich glaube, ich habe in meinem Leben viel zu wenig getrauert und mich damit um Lebendigkeit beraubt. Ich war immer tapfer im Leben, habe immer alles so gut geschafft, aber dafür viel zu wenig nach meinen Gefühlen geschaut. Erst jetzt mit der Diagnose Krebs, da konnte ich nicht mehr. Da ist mein tapferes Gerüst zusammengebrochen. Ich habe so viel geweint, Urschmerzen der Seele herausgelassen - es war die schwerste Zeit, die Trauer um meine Gesundheit und um mein Leben, aber

es war für mich auch die intensivste Zeit und ich habe ganz neue Seiten in mir kennengelernt."

5.2.1 Was ist eigentlich Trauer?

Trauer ist der Versuch der Seele, den Verlust eines geliebten Menschen zu begreifen. Es ist die Antwort unseres Herzens auf einen Verlust. Durch den Prozess der Trauer lernen wir langsam und schmerzhaft, den Verlust zu akzeptieren und uns wieder ohne den Menschen, den wir verloren haben, aber mit allem, was dieser Mensch in uns belebt hat und was wir durch und mit ihm erlebt haben, auf das Leben einzulassen.

Trauer ist mehr als „nur" traurig sein und weinen, wie wir es uns vielleicht bei dem Wort vorstellen. Es sind vielfältige Gefühle, die in uns aufbrechen, und es ist ein langer, oft auch sehr einsamer Weg. Vermeiden wir die vielfältigen Gefühle der Trauer, so bleiben wir an die Vergangenheit gebunden und können uns nicht für die Gegenwart und die Zukunft öffnen.

Eventuell konnten wir gar nicht Abschied nehmen von dem Verstorbenen, sei es durch letzte Worte oder sei es von seinem Körper, damit wir begreifen, auch körperlich spüren konnten, dass in diesem Körper kein Leben mehr ist. Oder uns wurde davon abgeraten, wir sollten stattdessen „den Verstorbenen so in Erinnerung behalten, wie er in gesunden Tagen war", aber nun quält sich unsere Seele, ob der andere denn wirklich tot ist. Ob es nicht ein Irrtum war und jemand ganz anderes gestorben ist? Haben wir von dem Verstorbenen und seinem Körper nicht Abschied nehmen können, so belastet das oftmals die Seele noch mehr, weil sie den Tod nicht begreifen kann. Wichtig ist hier, vielleicht durch die Berührung eines Körperteils, der unversehrt geblieben ist, Abschied zu nehmen.

5.2.2   Der Trauerprozess

Kurz nach dem Tod einer geliebten Person erleben sich die meisten Menschen wie gelähmt. Sie können den Tod noch gar nicht fassen, er scheint ihnen unwirklich, eher wie ein böser Traum. Sie funktionieren unwillkürlich, manche fühlen sich sogar gut, evtl. getragen von den intensiven Momenten des Abschiednehmens.

Es ist wichtig, in dieser Zeit nicht in den Trauernden einzudringen, ihn nicht zu hinterfragen oder zu kritisieren. Die Seele braucht diese Zeit, sie schützt sich. Den Verlust ganz zuzulassen, würde sie noch nicht verkraften. Die innere Lähmung ist wie ein Filter, der schützt.

Lassen Sie den Schock erst einmal wirken und bringen Sie ihm genauso viel Mitgefühl entgegen wie den anderen Gefühlen. Unsere Hilfe kann in dieser Zeit besonders in prak-

tischen Dingen bestehen: gemeinsam die Adressen für die Trauerbriefe zu schreiben, eine Schüssel Salat vor der Tür, die Schuhe putzen...

5.2.2.1   Die Gefühle und Gedanken

Irgendwann brechen dann die Gefühle und die Gedanken auf. Der Verlust eines nahen Menschen löst viele verschiedene, oft auch einander widersprechende und sehr starke Gefühle in uns aus. Wir werden von einem zum anderen hin und her geworfen. Da kann es passieren, dass wir im einen Moment ganz ruhig und gefasst sind und dann beim Einkaufen den Lieblingskäse der verstorbenen Ehefrau sehen und plötzlich mitten im Geschäft anfangen zu weinen. Oder wir fühlen uns allein und von Freunden verlassen, obwohl sie immer wieder anrufen. Wir nehmen Einladungen an und im letzten Augenblick sagen wir ab und klagen dann über Einsamkeit und darüber, dass sich niemand um uns kümmert.

Trauernde werden von den vielfältigsten Gefühlen überrollt, ganz unberechenbar und plötzlich. Viele beschreiben es als eine „Achterbahn" der Gefühle: Wut – Liebe – Angst – Leere – Schuld – Verzweiflung – Befreiung – Selbstmitleid – Müdigkeit...

Wir müssen lernen, unsere Gefühle von Angst Zorn, Wut und auch Ärger, diese uns unangenehmen und uns auch verwirrenden Gefühle zuzulassen und auszudrücken, auch wenn sie zunächst nicht zum äußeren Bild der Trauer passen. So schreibt eine Frau in ihr Trauertagebuch, das sie nach dem Tod ihres Mannes und ihrer jüngsten Tochter begonnen hat und das sie an ihren Mann in Briefform schreibt:

„Ich habe das Gefühl, dass ich nur noch aus Wut und Zorn bestehe. Ich schäme mich so sehr, dass ich nicht mal mit jemandem darüber zu sprechen wage ... und das macht mich noch wütender. Damit ich sie einmal los werde, wage ich sie mal aufzuschreiben. Ich bin zornig, dass Du dich so einfach aus dem Staub gemacht hast. Mich hast Du hier allein mit den Kindern zurückgelassen. Ich wollte mit Dir die Kinder, aber nicht alleine. Ich hasse alle, die das haben, was ich verloren habe.

Du hast mir all den Schmerz und die Trauer zugemutet. Dadurch, dass Du ganz plötzlich gestorben bist, hast Du nicht Abschied nehmen müssen. Mit Deinem Tod hast du meinen ganzen Lebenssinn mit Dir genommen. Alle Zärtlichkeit und Liebe. Ich bin zornig, Du hast immer davon gesprochen, dass wir zusammen alt werden. Und was ist nun? Jeder sagt: Ich soll doch dankbar sein, dass wir so lange eine gute Beziehung hatten und ich habe doch noch die Kinder! Aber das reicht mir nicht. Und die Kinder sind manchmal auch nur eine Last, sonst könnte ich nämlich auch aus dem Leben gehen. Ich hasse manchmal all die Menschen, die so unbeschwert weiter leben dürfen.

Wohin mit meinem Zorn? Ich weiß es nicht, zornige Trauernde mag man nicht ... Trauernde müssen lieb und sanft sein ... Und einige Tage später: Ich hatte eine gute Idee. Du weißt, an dem kleinen Apfelbaum unten im Garten hängt noch der Punchingball von den Kindern. Ich zog mir die Boxhandschuhe an und dann habe ich mit meinen Fäusten auf den dicken Sack eingeschlagen und dabei all meinen Zorn auf Dich und die Welt rausgeschrien. Es tat so gut. Ich hatte danach ein Gefühl von großer Freiheit und so seltsam das

klingt: Ich habe mich Dir wieder sehr nahe gefühlt: Vorher stand so der Zorn zwischen uns, aber jetzt ist er draußen und es geht mir besser."

Diese unterschiedlichen Gefühle von Ärger und Trauer, von Lebenskraft und Depression geben uns die Kraft für den Weg, um die Trauer zu durchschreiten. Es ist, als ob jeder Gefühlsschub uns wieder ein Stück weiter auf dem Weg voran bringt. Aber der Weg scheint manchmal unendlich lang. Und immer wieder kommen und gehen die unterschiedlichen Gefühle, so dass Trauernde immer wieder fragen: Wann hört denn das jetzt endlich auf? Für die meisten ist diese Zeit der Trauer eine der verwirrendsten Zeiten, die sie je erlebt haben.

Auch der Körper trauert: Der Trauernde kann wenig schlafen, wacht sehr früh auf oder kann nicht einschlafen, er hat keinen Appetit, spürt Kälte, Muskelschwäche, Müdigkeit, Brustbeklemmungen, Zugeschnürtsein in der Kehle ...

Trauernde in diesem Wechselbad der Gefühle zu begleiten, ist sehr anstrengend. Es braucht sehr viel Geduld seitens des Begleiters, um sich zurückzunehmen, da zu sein, ganz für die Gefühle und Geschichten des anderen da zu sein. Es ist wichtig, dass die Begleiter den Trauernden ermutigen, seine Gefühle zuzulassen, sie auszudrücken, dass sie vielleicht auch einmal mit ihm kämpfen, mit ihm wütend sind, mit ihm weinen – aber auch mit ihm lachen. Und auch immer wieder von selbst auf den anderen zugehen. Ermutigen Sie ihn, über seine Geschichte mit dem anderen zu reden und reden Sie auch über den anderen. Für den Trauernden ist es am schlimmsten, wenn der Verstorbene „totgeschwiegen" wird.

Lassen Sie den Trauernden über seine Schuld sprechen. Viele Hinterbliebene fühlen sich verantwortlich, obwohl keine vernünftigen Gründe dafür sprechen. Mit Schuldgefühlen fertig zu werden bedeutet, endgültig das Geheimnis und die Schicksalhaftigkeit des Lebens anzunehmen.

Scheuen Sie sich als Begleiter nicht, den Trauernden in den Arm zu nehmen. Häufig hat er mit dem Tod des anderen auch sehr viel an körperlicher Nähe verloren. Eine Umarmung gibt ihm das Gefühl, gehalten zu sein.

5.2.2.2   Vom Vermissen und Fragen

Wohl kaum ein anderes Ereignis kann uns wie der Verlust eines nahen, geliebten Menschen so in einen Abgrund von bedrängenden Fragen stürzen.

Da sind zunächst einmal die großen Warum-Fragen: Warum starb ausgerechnet sie? Warum hatten wir nur so wenig Zeit? Warum hat meine Liebe dich nicht halten können? Warum nur musste mir, uns das geschehen? Das Denken versucht unter großen Anstrengungen, Antworten zu finden, die den Schmerz mildern sollen. Auch das Fragen ist ein Versuch der Seele, mit dem Geschehen fertig zu werden.

Die Fragen sind wichtiger als die Antworten, sie führen unseren Weg. Wir wollen gar keine Antwort, könnten gar keine Antwort ertragen, weil wir es ja noch nicht annehmen wollen und können. Für die Begleiter ist es sehr wichtig, dass sie nicht Antworten parat haben, sondern dass die Fragen der Weg sind. Irgendwann, vielleicht nach Jahren findet der Betreffende seine Antwort, aber er kann sie nur in sich und nur für sich finden, wenn er mit diesen Fragen auf die Suche geht.

Dann gibt es die Fragen, die den Verstorbenen betreffen: Wo bist du jetzt? Wie mag es dir jetzt gehen? Gibt es dich überhaupt noch? Leidest du? Dieses Fragen im Angesicht des Todes führt uns unmittelbar in die Bereiche des Religiösen, der Transzendenz. Diese Fragen sind für manche sehr dringlich, andere stellen sie sich gar nicht und wiederum andere haben ein tiefes Vertrauen, dass Gott schon in der rechten Weise für den Verstorbenen sorgt. Religion und Dichtung, Philosophie, Mystik und Nahtodesforschung sind die Gebiete, aus denen uns Antworten erwachsen können.

5.2.2.3   Vom Wunsch, dem Toten
nachzusterben

Häufig kennen Trauernde den Wunsch, dem Verstorbenen nachzusterben. Dem Trauernden ist das Leben zu einer Last geworden. Ermunterungen von Seiten anderer Menschen („Die Zeit heilt alle Wunden." – „Das wird schon wieder.") erzeugen eher Zorn, Wut und Einsamkeit, als dass sie helfen.

Der Wunsch, nicht mehr weiterzuleben ist für Menschen, die einen großen Verlust erleiden, ganz und gar verständlich und normal. Wir brauchen nicht in größter Sorge zu sein, dass sich der Mensch jetzt umbringt, wir sollten den Wunsch auch nicht verurteilen oder moralisieren, sondern es ist hilfreich, wenn wir dem anderen Wärme, Nähe, Verständnis und Mitempfinden zeigen. Unsere Zuwendung oder Freundschaft kann für ihn wieder ein Lebensanker, eine Verbindung zur Welt werden. Denn das, was dem Trauernden Halt gibt, ist menschliche Zuwendung, Nähe, aber auch Natur, Arbeit oder ein Hobby.

Manchmal kann uns zu einer inneren An-
nahme, dass der andere tot ist, auch folgender
Satz von Bert Hellinger helfen: „Du bist tot. Ich
lebe noch ein bisschen. Dann sterbe ich auch."

5.2.2.4   Vom Suchen, Finden und Sich-Trennen

Der Verstorbene wird in Gesprächen, in Träumen und Erinnerungen gesucht. Zum einen
ist es ein Zeichen, dass der Trauernde den Verstorbenen noch nicht loslassen kann, ihn
sucht, hofft, ihn doch im nächsten Augenblick zu sehen oder glaubt, er sei nur auf eine
Reise gegangen und kehre bald wieder nach
Hause zurück. Aber er sucht ihn auch in der
Erinnerung, liest vielleicht alte Tagebücher
oder Briefe, um sich die Beziehung zu dem
Verstorbenen wieder lebendig zu machen. Er
sucht ihn in Träumen. Träumen Trauernde
von dem Verstorbenen, sind sie einerseits tief
glücklich, weil sie ihn ganz nahe spüren, ja
wieder lebendig miteinander sind, andererseits ist das Aufwachen in die grelle Realität,
wieder ohne den anderen leben zu müssen,
sehr grausam. Träume vermitteln oft auch eine
innere Gewissheit, dass der verstorbene
Mensch in einer anderen Form weiter lebt und
unser Leben begleitet.

Trauernde Menschen suchen den Verstorbenen in Gesprächen mit anderen. Sie wollen
von ihren Erinnerungen erzählen, von der gemeinsam gelebten Geschichte erzählen und
wollen von anderen hören: Wie hast du ihn erlebt? Wie hast du uns zusammen erlebt? Sie
ziehen dadurch gleichsam auch Bilanz. Es ist
ein Rückbesinnen auf das, was wesentlich war
und auf das, was bleibt. Fragen steigen auf:
Wer war der andere eigentlich? Wo habe ich

ihn vielleicht falsch wahrgenommen? Habe
ich vielleicht Wesenszüge in ihm abgelehnt,
die ich selbst auch habe? Vielleicht bin auch
ich jetzt schlampig oder unpünktlich und
habe mich vorher bei dem anderen darüber
aufgeregt.

Welche Aufgaben hat der andere für mich
übernommen, weil ich sie mir nicht zutraute,
zu bequem war oder nicht an meine eigenen
Fähigkeiten geglaubt habe? Wo muss oder
kann ich jetzt dazu lernen (vielleicht manchmal auch im Gedenken an den anderen)?
Auch das Aussondern ist wichtig, wie z. B.:
Welche Seiten habe ich in der Beziehung gelebt, die eigentlich nicht zu mir passten? Also,
wo habe ich mich zu sehr angepasst? Passt
diese Kleidung wirklich zu mir, entspricht sie
mir oder habe ich sie für den anderen ange-
zogen? Gehe ich wirklich gerne ins Theater
oder war das vielmehr der Wunsch des anderen?

Auch noch andere Fragen sind in diesem
Rückblick sehr wichtig: Wo habe ich den anderen verletzt? Wo hat ihm etwas gefehlt? Was
hat mich verletzt? Es ist ein schmerzliches Erkennen, weil wir glauben, nichts wieder gut-
machen und keine Versöhnung mehr erfahren
zu können. Ich habe aber auch immer wieder
erfahren: So wie Schuld über lange Zeiträume
hinweg in uns wirkt, so kann sie sich auch
über alle Grenzen von Raum und Zeit hinweg
lösen. Wenn wir den Mut finden, die Schuld
zu benennen, sie zu betrachten, so können wir
erleben, dass sich sehr viel lösen kann.

Anders und vielleicht noch bedrückender
empfinden wir ein Unrecht, das uns von dem
Verstorbenen angetan wurde und nicht mehr
geklärt werden konnte. Zurück bleibt oft das
bittere Gefühl, dem anderen nun nicht mehr
sagen zu können, wie es in einem aussieht. Aber

dieser Dialog kann im Inneren genauso vollzogen werden, wenn wir uns dem Verstorbenen wirklich zuwenden, wenn wir versuchen, uns seine Präsenz in uns zu vergegenwärtigen. Wir können dann vielleicht spüren, dass wir einer verborgenen Kraft begegnen, die uns in unserem Schmerz annimmt. Dadurch können sich langsam unsere Verbitterungen und Verhärtungen lösen. Langsam kann die Wunde von innen her heilen und vernarben. Wir werden dadurch vielleicht auch verständnisvoller gegenüber dem Verstorbenen, etwas in uns wird milder und versöhnlicher.

In dem Rückblick auf unsere Beziehung erfahren wir auch tiefe Dankbarkeit. Der tiefste Dank heißt wohl einfach: Ich bin so dankbar, dass du in meinem Leben warst. Du hast mein Leben reicher, schöner und erfüllter gemacht. Wir erkennen, was wir füreinander waren, was wir uns geben konnten. In dem, was der andere in uns geweckt und gefördert hat, bleibt er ja unvergänglich in uns anwesend, wir finden dann seine „Ewigkeitsspuren" in uns. Möglicherweise ist diese Dankbarkeit die tiefste und auch freieste Verbindung zu den Toten, denn sie verbindet uns, aber sie verpflichtet uns auch dem Leben gegenüber.

Durch dieses Rückblicken verändert sich die Beziehung zu dem Verstorbenen und zur eigenen Person. Es ist, als ob dadurch die eigene Person aus dem gemeinsamen Beziehungsgeflecht wieder herausgelöst würde. Als ob der geflochtene Zopf sich wieder trennt. Der Verstorbene ist nicht verloren oder vergessen. Sein Wesen, aber auch sein Tod gehören zu unserem Leben, zu unserer Persönlichkeit dazu.

Jetzt ist der Verlust akzeptiert. Die oder der Trauernde hat sich aus dem Beziehungsselbst wieder herausgelöst und spürt sich wieder als

eigene Person. Jetzt verändert sich auch der Schmerz, manchmal bleibt ein „weh" zurück, aber sonst reine Dankbarkeit und „es war so". Das Leben zieht unerbittlich seine Kreise. Manchmal fällt es uns schwer, den Schmerz loszulassen. Wir meinen dann, den anderen zu vergessen, so, als ob wir nicht wieder glücklich werden dürften. Aber wir können auch in der Freude für den anderen mitleben.

5.2.2.5   Von der Zeit

Gerade beim Abschiednehmen von den äußeren Dingen hat jeder sein eigenes Zeitmaß. Für den einen ist es wichtig, schon im ersten halben Jahr alle Sachen weggeräumt zu haben. Für ihn ist es anders zu schmerzlich, immer wieder an den anderen erinnert zu werden. Ein anderer Mensch wiederum braucht dafür lange Zeit, zuerst trennt er sich vielleicht von dem, was jemand anders brauchen könnte, dann spürt er, dass er vielleicht manche Bilder anders hängen möchte, dann nimmt er vielleicht Abschied von den Kleidungsstücken oder räumt das Zimmer anders ein. Dieser Abschied von den äußeren Dingen ist noch einmal sehr schwierig und schmerzlich und oftmals auch von schlechtem Gewissen begleitet. Der Begleiter sollte daran denken, dass die Trauer nicht nach sechs Wochen oder einem halben Jahr abgeklungen ist, sondern der andere noch viel länger Unterstützung braucht.

5.2.2.6   Vom Erinnern und Gedenken

Das Bedürfnis, mit dem Verstorbenen innerlich verbunden weiter zu leben, ist groß. In uns erwacht das Bedürfnis, dem Verstorbenen einen Platz in unserem Leben einzurichten, einen Platz in unserem Herzen und Erinnern: „Am 27. Mai war der Tag, an dem du ins Krankenhaus kamst", „am 8. März sind wir uns zum ersten Mal begegnet", daneben Geburtstag, Hochzeitstag, Sterbetag, Beerdigungstag, das letzte Weihnachten. Diese Tage sind besonders schlimm für den Trauernden. Und auch das Gedenken wird sich über die Jahre verändern. Manchmal hindert es uns vielleicht sogar daran, offen das Leben zu erleben. Hier heißt Abschiednehmen dann nicht „Verlassen" oder gar „im Stich lassen".

Wir können die Verstorbenen dann im Vertrauen auf eine viel größere und höhere Geborgenheit der „großen Gemeinschaft" der Verstorbenen anvertrauen und überantworten. Dem Leben treu bleiben - eine andere Art von Treue.

Literatur

[1] Kast, V.: Trauern. Kreuz Verlag, Stuttgart 1982.
[2] Tausch-Flammer, D., L. Bickel: In meinem Herzen die Trauer. Herder, Freiburg 1998.

5.3   Die Bedeutung der Trauerarbeit

Annette Dobroschke-Bornemann

Die Bedeutung der Trauerarbeit liegt für den einzelnen trauernden Menschen im Sinne der Krisenpädagogik in einem bewussten Durchschreiten der Verlustkrise – einen Weg um die Krise herum gibt es nicht! –, an deren Ende ein positives Integrieren des Erlebten der Vergangenheit in das weitere Leben und ein Gestärktsein für zukünftige Krisen im Lebensverlauf steht.

Ausgehend von der Polaritätsvorstellung, dass in jeder Krise neben der Gefahr auch eine Chance verborgen ist, die entdeckt und gelebt werden möchte, und dem Gedanken des aktiven und dynamischen Trauerprozesses (vgl.: Modell der Traueraufgaben in: [1]) ergeben sich eine Reihe von Ansatzpunkten und Möglichkeiten für die Begleitung trauernder Menschen.

Es muss jedoch betont werden, dass es nicht isoliert um die Entdeckung von Chancen, Möglichkeiten und Formen der Weiterentwicklung geht, sondern dies im Rahmen einer äußerst schmerzlichen Verlustsituation geschieht. Und die meisten, wenn nicht sogar alle Trauernden würden gerne auf jede Gelegenheit der Weiterentwicklung verzichten, wenn sie stattdessen wieder den geliebten verstorbenen Menschen bei sich hätten. Diese Gefühls- und Sinnwirklichkeit des trauernden Menschen gilt es auszuhalten und zu respektieren sowie dessen auf- und ausbrechenden Emotionen Raum zu geben. Voreiliges Thematisieren des Sinns dieser Krise wäre nicht hilfreich, würde Vertrauen zerstören und den trauernden Menschen einengen in seiner ganz individuellen Kreativität der Sinnsuche und Sinnfindung. In der Rückschau häufig genannte Veränderungen (Sinngebungen) im Rahmen des Trauerprozesses sind:

- gewonnene größere Sensibilität für das Leid anderer Menschen

- gewachsene Fähigkeit, Gefühle zuzulassen und auf andere eingehen zu können
- Veränderung der Prioritäten (weg vom Materiellen)
- bewussteres, gesünderes Leben, Dankbarkeit für das Leben – auch nach Depressionen und Suizidgedanken
- größeres religiöses Interesse, Interesse am Leben nach dem Tod
- geringere existenzielle Angst
- größere Freiheit, gewachsene Selbständigkeit

Unabdingbare Voraussetzung dafür, trauernde Menschen auf diesem Weg durch die Trauer begleiten zu können, ist, dass sich Berater/innen ihres eigenen Standpunktes bzgl. der Themen „Sterben, Tod, und Trauer" bewusst sind, ihrer verarbeiteten bzw. nicht verarbeiteten Verlusterlebnisse, ihrer Fragen und Ängste sowie ihres Lebenssinnes.

Literatur

[1] Worden, W.: Beratung und Therapie in Trauerfällen. Ein Handbuch. Bern 1987.

6 Ein Bericht über Selbsthilfe: Miteinander leben bis zuletzt – das Onkologische Patientenseminar Berlin-Brandenburg e. V.

Ernst Bergemann

Die Krebspatienten vom Onkologischen Patientenseminar Berlin-Brandenburg e. V. haben an der Berliner Charité die erste Selbsthilfeorganisation Krebs gegründet. Für Krebspatienten, ihre Angehörigen und alle an der Krebsbehandlung beteiligten Berufsgruppen organisieren sie Kongresse, Fortbildungen, Seminare, Konzerte und Einzelgespräche. Oft bilden sich dabei echte Freundschaften. Man lebt miteinander bis zuletzt und lässt sich auch dann nicht allein, wenn man sterben muss.

Annemarie
gründete 1992 mit uns das Onkologische Patientenseminar Berlin-Brandenburg e. V. und ließ sich in den Vorstand wählen. Als Medizinerin wusste sie, dass sie bald sterben musste. Sehr oft sprachen wir über den Tod. Wir waren uns einig, dass unser Körper nicht dasselbe sei wie unsere Persönlichkeit. Nur meine These, dass die Energie, die unseren Körper belebt – Psyche, Intelligenz und Bewusstsein – wie jede andere Energie in der Natur mit dem Tod unseres Körpers möglicherweise nicht stirbt, sondern nur verwandelt wird, löste immer wieder liebevolle Kontroversen aus. Das „Gesetz der Erhaltung der Energie" bezog sich nach ihrer Meinung nur auf physikalische, nicht auf psychische, intellektuelle und geistige Energie. Beweisbar wäre aber weder das eine noch das andere. Jeder müsste selbst seine eigenen Erfahrungen an der Grenze von Leben und Tod machen.

Am 6. November 1994 spielten wir im Berliner Dom das „Musikalische Opfer" von Johann Sebastian Bach. Annemarie verkaufte Karten. Im Programm hatten wir geschrieben, dass Bach an ein Leben nach dem Tod glaubte. Deshalb spielten wir zum Schluss den Choral „Von zwölf Perlen sind die Tore" aus der Kantate „Wachet auf, ruft uns die Stimme". Niemand konnte ahnen, dass dieses Konzert ihr Abschiedskonzert war. Wenige Tage danach rief mich ihr Sohn im Büro an und sagte, dass seine Mutter in der vergangenen Nacht gestorben sei. Erschüttert setzte ich mich auf das Sofa in unserem Büro. Schlief ich ein? Wie im Traum bemerkte ich plötzlich, dass eine mir unbekannte Energie meinen Körper von unten nach oben durchströmte. Je mehr sich dieses merkwürdige Prickeln ausbreitete, um so stärker wurde es. Zuletzt standen mein zentrales Nervensystem, mein limbisches System, mein Großhirn und besonders meine Großhirnrinde wie unter Hochspannung. Als die Spannung ihren Höhepunkt erreicht hatte, löste ich mich ruckartig von meinem Körper. Das Büro war verschwunden, ich stand in einem pechschwarzen Raum. Annemarie stand neben mir, lächelnd, jung, schön, überhaupt nicht „tot" – und zeigte mir einen Tunnel. Die Wände waren aus schwarzem Granit, fluoreszierend, orphisches Urgestein, gewaltig, kosmisch. Der Tunnel ging nach oben. Und am Ende sah ich ein Licht. Nicht unser Licht, dezentrisch, von einem Punkt gleichmäßig sich nach allen Seiten ausbreitend, sondern genau umgekehrt, konzentrisches Licht, von allen Seiten in Punkte zusammenfließend. Das faszinierte mich, ich musste unbedingt dorthin. Da ich keinen Körper mehr hatte, konnte ich in Gedankenschnelle wie von selbst im Tunnel immer höher fliegen. Je näher ich zu den Lichtpunkten kam, um so großartiger wurde alles. Es war unglaublich schön. Als ich dem Licht schon sehr nahe war, zog mich plötzlich eine Kraft nach unten. Ich saß wieder auf dem Sofa in unserem Büro.

Wie betäubt dachte ich noch lange über das Erlebte nach. Was war das? Wollte Annemarie mir nach dem Tode ihres Körpers symbolisch sagen, dass unser Leben in Zeit und Raum doch einen Sinn hat und dass wir den Tod unserer Zellen überleben? Alles ähnelte einem traumähnlichen Bewusstseinszustand, war aber doch viel klarer und eindrucksvoller als jeder Traum. Ausgelöst wurde es eindeutig durch ein Telefonat, nicht durch Drogen, Halluzinogene oder andere physische Stoffwechselprozesse. Lange hatte ich nicht über dieses Erlebnis sprechen wollen, weil es mir zu phantastisch vorkam. Doch auch auf die Gefahr hin, missverstanden zu werden, erzählte ich es in einem Seminar.

Horst

hörte fasziniert zu. Noch heute sehe ich den Ausdruck seiner Augen bei meinem Bericht. Als seine Stunde gekommen war, rief seine Frau mich an, ob ich ihn nicht noch einmal besuchen könne. Von meiner Wohnung aus konnte ich die Station 20 im Bettenhochhaus der Charité sehen. Wir telefonierten miteinander und vereinbarten einen Termin. Mit seiner Frau am Arm kam er mir auf der Station lachend entgegen. Plötzlich ging es ihm wie-

der etwas besser. Er hatte sich wohl auf meinen Besuch gefreut. Die Ärzte staunten. Mit ihm in der Mitte gingen wir den letzten Gang seines Lebens.

Er sagte: „Ich weiß, dass ich sterben muss, aber ich kann nicht sterben". Auf meine Frage, warum nicht, erzählte er, dass er zwei Enkeltöchter habe, die er über alles lieben würde. Natürlich dachte ich sofort an Laura und Robbin, meine Enkelkinder. Auch sie liebte ich über alles. Gemeinsam schwärmten wir von ihnen. Doch suggestiv sagte ich zu ihm: „Unsere Kinder sind nicht unsere Kinder. Sie sind Kinder des Lebens und das Leben wird sie tragen, wenn wir gehen müssen." Er hatte Tränen in den Augen. Man sah, wie die Bindung sich löste. „Wie ist es denn, wenn ich jetzt sterbe?" „Das weiß niemand, vielleicht ist es so, wie viele sagen: Schwupp - hinten aus dem Kopf heraus." Er lachte, wir lachten, der Tod hatte seinen Schrecken verloren. Der Stationsarzt kam dazu und wunderte sich über unser Lachen.

Horst erzählte uns plötzlich aus seinem Leben und machte die klassische „Rückblende". Als Verwaltungsfachmann hatte er ein Krankenhaus geleitet. Im Beirat der Musikhochschule war er viele Jahre lang aktiv gewesen. Wir hatten miteinander viele Gemeinsamkeiten und verstanden uns sehr gut. Plötzlich sagte er, dass er sehr müde werden würde. Wir gingen in sein Zimmer und brachten ihn ins Bett. Wenige Stunden später starb er.

Ingrid

war seit 1996 Mitglied im Onkologischen Patientenseminar Berlin-Brandenburg e. V. und seit 1997 Krebspatientin der Frauenklinik Charité. Gemeinsam verbrachten wir viele schöne Stunden bei Fortbildungen, Konzerten und Seminaren, z. B. zu dem Thema „Wer die Angst vor dem Tod überwindet, hat mehr vom Leben."

Als ich ihr bei einem meiner letzten Besuche unseren Kongressband „Krebsmedizin 2000" mit dem Bild der Galaxie NGC 2997 schenkte und sie bat, die Sterne von uns zu grüßen, erwiderte sie: „Wenn ich oben ankomme, grüße ich die Sterne von euch."

In den letzten Tagen schlief sie sehr viel. Doch irgendwie spürte sie immer, wenn ich sie besuchte. Nach einer gewissen Zeit öffnete sie ihre Augen und lächelte. Körperlich litt sie sehr, Angst vor dem Tod hatte sie nicht. Hätte sie sonst so zauberhaft lächeln können?

Drei Tage vor Ostern musste ich zu meiner Familie nach Marburg fahren. Spät am Abend nahm ich von ihr Abschied. Ihr Mann Klaus fragte mich im Nebenzimmer, wann sie sterben würde. Intuitiv sagte ich: „Schön wäre es, wenn sie Ostersonntag zum Fest der Auferstehung des Lebens in der Natur sterben würde." Dann goss er mir ein Glas Wein ein. Damit gingen wir in ihr Zimmer. Plötzlich war sie wieder wach und bat um eine Wasserflasche, da ihre Lippen trocken geworden waren. Mit der Wasserflasche prostete sie mir lachend zu und sagte: „Du Schelm, ich mit meiner Wasserflasche und du mit dem Weinglas. Das ist unfair. Gute Fahrt und bleibe gesund." Am Ostersonntag starb sie um 17.35 Uhr, entspannt und ruhig, mit einem Blick ins Licht.

Ihre Tochter Sylka hatte nächtelang an ihrem Bett gewacht. Um 16.00 Uhr war sie nach Hause gegangen, um zu schlafen. Im Traum erschien ihr ihre Mutti und bat sie, zu kommen. Erschrocken wachte Sylka auf und wollte zu ihr gehen. Gleichzeitig kam ihre Schwester, um sie zu holen. Gemeinsam gingen sie zu Ingrid. Zusammen mit Klaus und Sigrid, ihrer besten Freundin, wuschen sie Ingrid. Beim Zurücklegen in die Kissen starb sie.

An einem traumhaften Frühlingstag nahmen wir, der Mann, vier Enkelkinder, drei Kinder sowie zahlreiche Verwandte und Freunde Abschied, jeder auf seine Weise. Sylka hatte geträumt, ihre Mutter würde im Hochzeitskleid, zugedeckt mit einem weiß-blauen Schleier, langsam ins Licht schweben. Jana sprach davon, wie sich bei einer tödlichen Krankheit eine große Liebe bewährt. Ina nahm Abschied mit folgenden Zeilen aus dem Buch „Mut und Gnade" von Ken Wilber: „Ich bin der Stern, sein mildes Licht in der Nacht. Steht nicht an meinem Grab und weint, ich bin hier nicht." Meine letzten Worte bei der Abschiedsfeier waren: „Liebe Ingrid, wir wissen nicht, wo du jetzt bist. Aber wir haben durch dich und deine Kinder erfahren, 'dass das Unerforschliche wirklich existiert und dass es sich als höchste Wahrheit und strahlendste Schönheit offenbart, von der wir nur eine dumpfe Ahnung haben können', so wie es Albert Einstein, unbestritten einer unserer größten Naturwissenschaftler kurz vor seinem Tod sagte [1].

Im Vertrauen auf das Licht, die Liebe und die Sterne, die Tag und Nacht leuchten, auch wenn wir sie nicht sehen können, legten wir sie dann in die Hände der Kraft, die uns alle erschaffen hat und deren Bejahung unserem Leben und Sterben einzigen Sinn und Inhalt gibt. Danach begleiteten wir den Sarg bis zu dem Auto, mit dem ihr Körper zur Verbrennung gefahren wurde, allen voran die vier Enkelkinder, der einjährige Horst, der vierjährige Tom, die neunjährige Vivian und der neunjährige Tobias. Zum Abschied winkten sie ihrer Oma hinterher. An dem Grab, wo die Urne nach der Verbrennung beigesetzt werden sollte, legten wir alle Rosen nieder. Tom nahm eine Pusteblume und pustete über Ingrids Grab die Samen in alle Winde, als wollte er damit sagen, dass das Leben unsterblich ist, die Samen der Pusteblume ebenso wie er, der Same der Oma.

Irma
war noch Ende April 1998 mit uns zum Wochenendseminar auf Usedom gefahren. Der Lungenkrebs war schon weit fortgeschritten, sie konnte sich kaum mehr bewegen. Nur mit unserer Hilfe bewältigte sie die Treppenstufen. Bei keinem Gespräch fehlte sie. Zusammen mit der Mitarbeiterin eines Hospizdienstes betreuten wir sie in ihrer Wohnung. Als Schutz vor den Realitäten ihres Lebens hatte sie sich eine Märchenwelt mit vielen Puppen und Märchenfiguren geschaffen. Es war sehr gemütlich. Über dem Sofa hing eine Kopie von Adolf Menzels „Flötenkonzert in Sanssouci". Sie liebte die Kunst und besonders die Musik. Gemeinsam hörten wir ihre Lieblingskompositionen von Bach bis Strauss, u. a. auch das „Ave Maria" von Bach-Gounod. In dieser entspannten Atmosphäre beichtete sie, dass es in ihrem Leben so genannte „tote Punkte" gäbe, über die sie aus eigener Kraft nicht hinweggekommen sei. Gemeinsam halfen wir ihr, einige „Knoten" ihres Schicksals zu lösen.

Im Herbst fuhr sie noch einmal zur Kur. Von dort schickte sie uns eine Abschiedscollage: Donald Duck geht weg von einem toten schwarzen Baum. Mit einem roten Spiegel schaut er zurück auf eine Eule und einen Paradiesvogel, die links und rechts auf den Ästen des schwarzen Baumes sitzen. Von der roten Farbe des Spiegels bis hin zu der violetten Farbe ihrer Schrift sind alle sechs Spek-

tralfarben des Lichtes auf dem Bild vorhanden: rot, orange, gelb, grün, blau und violett. Licht und Dunkel, Leben und Tod verbinden sich zu einer harmonischen Einheit.

Eines Tages rief mich ihre Betreuerin an, es würde nun zu Ende gehen. In den letzten Tagen hatte sie sich sehr gequält. Nun lag sie im Koma. Als ich sie begrüßte, konnte sie die Augen nicht mehr öffnen. Nur ein ganz kurzes Zucken ihrer Hand verriet mir, dass sie mich erkannte und mich begrüßen wollte. Der Arzt kam. Zu viert hörten wir das „Ave Maria" von Bach-Gounod, gesungen von Jessye Norman: „Bitte für uns in der Stunde unseres Todes." Plötzlich war das Zimmer wie verwandelt. Die Betreuerin und ich spürten eine Gegenwart, die man nicht mit Worten beschreiben kann. Wie bei allen sterbenden Krebspatienten verabschiedete ich mich von ihr mit den Worten meiner Mutter: „Die Kraft, die dich erschaffen hat, wird dich auch im Tode tragen." Obwohl sie im Koma lag, musste sie meine Abschiedsworte gehört haben. Als wir ihr Zimmer verließen, hörten wir, wie die rasselnden Atemgeräusche immer leiser wurden. Zurückblickend sahen wir, wie sie mit weit geöffneten, wunderbar klaren, fast durchsichtigen Kinderaugen nach oben schaute. Was sie sah, konnten wir nicht sehen, dass sie etwas sah, können wir beide bestätigen. Auf ihrem Gesicht spiegelte sich etwas, was nicht mehr von dieser Welt war. Unmittelbar danach starb sie.

Zusammenfassend stellt sich nach diesen und anderen Erlebnissen an der Grenze von Leben und Tod immer wieder die Frage, ob Religion nicht noch weitaus mehr ist als das, was wir Menschen aus ihr gemacht haben. Annemarie, Horst, Ingrid und Irma, sie waren nicht religiös im Sinne der Kirche. In einem

Seminar sagten nur noch 20%, dass sie an Gott und die Kirche glauben, 30% glaubten nur an Gott, nicht an die Kirche, und 50% nannten sich selbst Atheisten. Aber gerade diese hatten solche faszinierenden Nah-Tod-Erlebnisse.

Michael Schröter-Kunhardt [2] berichtet ebenfalls darüber. Als psychologisches Ergebnis solcher Erfahrungen nennt er:

— größere Verbundenheit, Toleranz und Mitgefühl mit anderen Menschen
— Hinwendung zu sozialkaritativen Tätigkeiten
— Abkehr von materialistischen, äußerlichen Wertvorstellungen
— Überwindung von Neid und Konkurrenzdenken
— Höherbewertung des Einklangs mit der Natur
— Wissen um die Kostbarkeit der noch zur Verfügung stehenden Zeit
— erhöhte Wertschätzung von (Selbst)Erkenntnis, Bildung und Wissen

Alle Punkte treffen auf unsere eigenen Erfahrungen zu, besonders der letzte. Doch wie erklärt man sich solche Erlebnisse? Gibt es zwischen Religion, Medizin und Naturwissenschaft heute noch Gemeinsamkeiten?"Auf unserem Kongress „Krebsmedizin 2000 – Perspektiven" versuchten wir, Antworten auf diese Frage zu finden [3].

Martin Luther übersetzte vor mehr als 460 Jahren eine authentische theologische Definition von „Gott": „Denn Dein ist das Reich, die Kraft und die Herrlichkeit in Ewigkeit".

Das „Reich" ist ein räumlicher Begriff, „Kraft und Herrlichkeit" sind Energiebegriffe, „Ewigkeit" ist ein zeitlicher Begriff. Man könnte in der Sprache der Naturwissenschaft auch sagen: Gott ist Energie, die sich in Raum und Zeit entwickelt. Nach dem Urknall entwickelt sich aus Energie Masse, aus Masse entstehen Pflanzen und Tiere, aus dem Tierreich entwickelt sich der Mensch mit seiner Persönlichkeit, seiner Psyche, seiner Intelligenz und seinem Bewusstsein. Doch Gefühle, Gedanken und Bewusstsein haben keine materielle Struktur mehr, man kann sie nicht im Reagenzglas herstellen und als Tablette oder Spritze verabreichen. Jeder Mensch muss sich solche „Eigenschaften" persönlich aus „eigener" Kraft „schaffen".

Mit unserem Diskussionsbeitrag wollen wir allen Lesern, vor allem den Betroffenen selbst, Mut machen, die Frage nach dem Sinn unseres Lebens und Sterbens nicht zu verdrängen, sondern sich mit ihr auseinanderzusetzen. Dadurch wachsen wir als Persönlichkeit. Persönlichkeitsbildung ist der wichtigste Sinn unseres Lebens. Je größer unsere Persönlichkeit, um so mehr könnten wir vielleicht den Tod unserer Zellen überleben.

Literatur

[1]   Barnett, L.: Einstein und das Universum. Fischer Verlag, Frankfurt/M. 1952, 133.
[2]   Stille, W., B. Knupp: Sterben und Tod in der Medizin. Wissenschaftliche Verlagsgesellschaft, Stuttgart 1996, 72.
[3]   Bergemann, E., J. Sehouli, W. Lichtenegger.: Krebsmedizin 2000 – Perspektiven. Walter de Gruyter, Berlin/New York 2000, 34.

7 Workshops

Adelheid Quehl, Hanns Meyer

7.1 Tumordokumentation im Land Brandenburg

Die Bekämpfung der Krebskrankheiten und die Verbesserung der Versorgung von Patienten mit Tumorerkrankungen sind ein Schwerpunkt der Gesundheitspolitik des Landes Brandenburg.

Zur Realisierung dieses Vorhabens wurden fünf Tumorzentren, Onkologische Schwerpunkte und Arbeitskreise (Cottbus, Potsdam, Frankfurt/Oder, Neuruppin und Schwedt) gegründet. Der Aufbau der Einrichtungen erfolgte seit 1992 mit Hilfe des Bundes und des Landes. Die Onkologischen Zentren sind inzwischen regelhafter Teil der Gesundheitsstruktur des Landes und ihre Budgets wurden 1995 durch die Nachsorgevereinbarung des Landes Brandenburg gesichert. Die jährlichen Betriebskosten werden durch die Krankenkassen, notwendige investive Maßnahmen durch die Landesregierung und die Kassenärztliche Vereinigung getragen.

Zur Erfüllung ihrer Aufgaben – insbesondere die Erfassung der Krebspatienten und deren Langzeitbetreuung – verfügen die Onkologischen Zentren über ein Tumorregister mit jeweils einer Nachsorgeleitstelle. Hier erfolgt die Erfassung aller Daten zu den betroffenen Patienten, ihre Weiterleitung an die Ärzte, die diese Informationen benötigen sowie die Auswertung aller vorhandenen Befunde, um damit flächendeckend Empfehlungen für eine qualitätsgerechte Behandlung aller Patienten geben zu können. Regelmäßige Tumorkonferenzen sind wichtiger Bestandteil von Diagnose- und Therapieplanungen und ermöglichen den Ärzten einen interdisziplinären Austausch.

Die Register arbeiten in enger Kooperation untereinander und streben eine flächendeckende Erfassung an. Die vollständige und zeitnahe Tumordokumentation sowie der ständige Informationstransfer zwischen Krankenhausarzt und ambulant tätigem Arzt sind wichtige Bestandteile der Tätigkeit. Es konnte erreicht werden, dass nach einer Anlaufphase mit etwa 40 % im Jahr 1994 zum jetzigen Zeitpunkt bereits über 80 % aller diagnostizierten Tumorerkrankungen im Land Brandenburg in den Registern erfasst werden. An den Meldungen beteiligen sich alle in der onkologischen Versorgung tätigen Krankenhausärzte sowie über 1.200 Vertragsärzte.

Insgesamt liegen inzwischen Informationen zu über 42.000 Patienten vor. Die Zahl wird bei einer weiterhin kontinuierlichen Entwicklung um jährlich ca. 7.500 steigen. Über den Stand der Arbeit wird fortlaufend, zuletzt im „Sachbericht der Tumorzentren, Onkologischen Schwerpunkte und Arbeitskreise des Landes Brandenburg 1998" berichtet. (Der Bericht ist bei der LAGO Brandenburg e. V. oder bei den Tumorzentren erhältlich.)

7.1.1 Zusammenarbeit mit dem Gemeinsamen Krebsregister der Neuen Bundesländer (GKR)

Seit Bestehen der Einrichtungen werden die epidemiologischen Daten per Diskette an das Gemeinsame Krebsregister der Länder Berlin,

Brandenburg, Mecklenburg-Vorpommern, Sachsen-Anhalt und der Freistaaten Sachsen und Thüringen (GKR) mit Sitz in Berlin weitergeleitet. Dies erfolgt in Umsetzung des am 1.1.1999 in Kraft getretenen Staatsvertrages über das Gemeinsame Krebsregister. Gemäß Artikel 13 des Staatsvertrages gilt für Brandenburg das Krebsregistergesetz vom 4.11.1994 nach seinem ersatzlosen Außerkrafttreten mit Ausnahme der §§ 10 und 13 Abs. 3 als Landesrecht.

Ende des vergangenen Jahres wurde vom Gemeinsamen Krebsregister eine „Informationsbroschüre für Ärztinnen und Ärzte" erarbeitet, welche nochmals Auskunft über Sinn und Aufgaben der Krebsregistrierung, Adressen der regional zuständigen Klinikregister, Tumorzentren und Onkologischen Schwerpunkte und das in den einzelnen Ländern festgelegte Meldeverfahren gibt. (Dieses ist kostenfrei erhältlich bei den onkologischen Einrichtungen des Einzugsgebietes oder beim Referat 41 des Ministeriums für Arbeit, Soziales, Gesundheit und Frauen.)

In Absprache mit dem GKR wird in Brandenburg der Meldeweg über die Onkologischen Zentren favorisiert.

7.1.2 Vergütung der Meldungen

Die Vergütung der Meldung an den dokumentierenden Arzt, welche sowohl von den Kassen als auch vom GKR getragen wird, erfolgt immer quartalsweise über die jeweils dem Einzugsbereich zugeordneten Register.

Im Land Brandenburg gelten folgende Vergütungssätze:

Erstbericht:
DM 17,- (Kasse) + DM 6,- (GKR) = DM 23,-

Behandlungsbericht:
DM 22,- (Kasse) + DM 3,- (GKR) = DM 25,-
Nachsorgebericht:
DM 20,- (Kasse) = DM 20,-
Abschlussbericht: keine Vergütung

Für Patienten mit privater Krankenversicherung erfolgt keine Vergütung.

(Die Meldebögen sind unter der Anschrift der Register kostenfrei erhältlich.)

7.1.3 Adressen

Brandenburgisches Tumorzentrum/Onkologischer Schwerpunkt Cottbus e. V.
Carl-Thiem-Klinikum
Thiemstr. 111
03048 Cottbus
Koordinator: Herr Dr. H. Kurbjuhn
Tel.: 0355-462046
Fax: 0355-462047

Tumorzentrum Potsdam e. V.
Klinikum Ernst von Bergmann
Charlottenstr. 72
14467 Potsdam
Koordinatorin: Frau Dr. A. Quehl
Tel.: 0331-2416881
Fax: 0331-2416880

Onkologischer Schwerpunkt Frankfurt/Oder e. V.
Klinikum Frankfurt/Oder
Müllroser Chaussee 7
15236 Frankfurt/Oder
Koordinatorin: Frau Tillack
Tel.: 0335-5482027
Fax: 0335-5482029

Onkologischer Schwerpunkt
Brandenburg/Nordwest e. V.
Ruppiner Kliniken GmbH
Fehrbelliner Str. 38
16816 Neuruppin
Koordinatorin: Frau Dr. S. Nürnberg
Tel.: 03391-393201
Fax: 03391-393202

Nordbrandenburgischer Onkologischer
Schwerpunkt Schwedt e. V.
Am Klinikum Uckermark
Auguststr. 22
16303 Schwedt
Koordinatorin: Frau B. Kindt
Tel.: 03332-532472
Fax: 03332-532527

Gemeinsame Krebsregister der Länder Berlin,
Brandenburg, Mecklenburg-Vorpommern,
Sachsen-Anhalt und der Freistaaten Sachsen
und Thüringen (GKR)
– Vertrauensstelle –
Brodauerstr. 16–22
12621 Berlin
Tel.: 030-56581315
Fax: 030-56581333

7.2 Trauertanz

Evelyn Sillke

„Legt eure Müdigkeit auf den Boden und tanzt,
tanzt eure Heiterkeit und tanzt eure Trauer,
tanzt eure Ausgelassenheit und tanzt eure
Ängste,
tanzt das Sichtbare und tanzt das Geheimnis,
tanzt allein, tanzt mit anderen,
tanzt den Alltag und tanzt das Fest,
tanzt das Unendliche, tanzt das Heil,
tanzt!" [2]

Die Erkenntnis der Bedeutung von Rei-
gentänzen sowie seine jahrzehntelange Selbst-
erfahrung im Tanz haben den Tänzer, Cho-
reographen und Pädagogen Prof. Bernhard
Wosien im Alter veranlasst, eine neue Tanz-
form zu vermitteln, den meditativen Tanz.

Es ist ein Schreiten in die Stille, ein beweg-
ter Einstieg in die Meditation mit der Möglichkeit zur Imagination. Im Kreis als Grund-
form stehen die Tanzenden mit einer
empfangenden und einer gebenden Hand.

Die Tanzrichtung ist dem Licht entgegen
nach rechts. Das Empfangene wird nach links
weitergegeben, rückgebunden, Religio im ur-
sprünglichen Sinn. Der Tanzende oder sich
Bewegende soll im Um-schreiten, Um-fassen,
Um-kreisen zum ganzheitlichen Erleben kommen.

Wir beginnen im Kreis, reichen uns die
Hände, wenden uns einander zu, die Hände
tasten, fühlen, spüren, geben und nehmen.
Die Wärme, Geborgenheit vermittelnd, wird
ins Körperinnere übertragen.

7.2.1 Krebs und Heilung

Von den meisten Menschen wird Krebs als Todesurteil verstanden. Vollständige Heilung von Krebs verlangt die individuelle Mobilisierung der Selbstheilungskräfte. Dabei ist es hilfreich, den Körper wieder „zu beleben", den Schock zu entlasten, die Gefühle auszudrücken. Dadurch lernt man die Bedeutung der Krankheit zu verstehen und sich neu mit dem Leben zu verbinden.

Aus meiner Erfahrung beim Tanzen mit Patienten in einer Rehaklinik in Bad Salzuflen kann ich berichten, dass es gerade die einfachen und ruhigen Tänze waren, die Freude und Körpergefühl positiv weckten. Ganz besonders ist auf die Musikauswahl zu achten. Sie, die Musik, ist ein Schlüssel, um den erstarrten Körper auch seelisch wieder aufzuschließen.

Sind die Teilnehmer/innen körperlich belastbarer, sind es auch die dynamischen Tänze, die positive Emotionen freisetzen können. Hier ist es besonders der israelische Tanz „Od lo ahavti dai" – „Ich hab' noch nicht genug gelebt". In ihm kommt die zeitliche Begrenztheit des eigenen Lebens zum Ausdruck und der Wunsch, noch viel zu erleben. – „Und wenn nicht jetzt, wann dann?"

7.2.2 Trauer

Abschiednehmen ist Trauerarbeit mit dem Körper. Dieses Abschiednehmen kann unterschiedliche Gründe haben. Trauer um den Verlust eines Menschen, um körperliche Versehrtheit usw. Es gibt viele Möglichkeiten im Leben, die Trauer und körperlichen sowie seelischen Stillstand sowie Erstarrung hervorrufen.

Eine Möglichkeit, diese körperliche und seelische Starre wieder aufzubrechen, ist der Tanz. Das Eingebundensein im Kreis, das Führen und Geführtwerden kann Energie freisetzen und wieder zum Fließen bringen.

Ganz besonders habe ich dies kennengelernt in einem Trauerseminar „Kleine Schritte ins Leben". Es wurden Trauertänze aus unterschiedlichen griechischen Regionen gelernt und getanzt. Aber es sind nicht nur ruhige Melodien, die ein langsames Vorwärtsschreiten mit Rückschritten und Verharren am Ort – durch langsames Wiegen am Platz – in Bewegung setzen. Es gibt auch dynamische Tänze, in denen Wut und Verzweiflung lautstark mit Kraft durch Stampfen und Schreien zum Ausdruck kommt.

Ein Tanz – ein Gebet, eine Fürbitte – soll besonders hervorgehoben werden:
Zeig mir eine Grenze, damit ich vorwärts gehen kann.
Gib mir einen Namen, damit ich nicht den Weg verliere.
Schenk mir einen Traum, der mich festhält.
Gib mir eine Vision, die mir Kraft zum Widerstand gibt.

Schenk mir ein Kind, zu dem ich mich bekennen kann.
Gib mir einen Kuss, um das Schlechte reinzuwaschen.
Weck mich am Morgen mit einem Lied, das Ja sagt zu dem Leben, das ich führe.

Literatur

[1] Lander, H.-M., M.-R. Zohner: Trauer und Abschied. Matthias-Grünewald, Mainz 1992.

[2] Lander, H.-M.: Beginn-Wandel-Bedeutung-
     Perspektiven. Matthias Grünewald. Mainz
     1988.
[3] Ulbrich, Ch.: Tanz dich gesund. Ullstein
     Mosby GmbH 1992.

[4] Wosien, B.: Der Weg des Tänzers. Veritas
     Verlag 1988.
[5] van Baaren, Th.-P.: Selbst die Götter tanzen.
     Gütersloher Verlagshaus Gerd Mohn, Gü-
     tersloh 1964.

7.3 Einstellungen zu Tod und Sterben oder: Wie möchtest DU sterben?

Andreas Reich

Niemand weiß, wann er sterben wird, und die Frage drängt sich auf: Was bleibt von uns in dieser Welt? Was wollen wir, das als Spur erkennbar bleibt? Briefe, ein Gedicht, Menschen, die sich noch an uns erinnern, die Kinder und Enkelkinder, Fotos, ein gutes Kleid, das wir zu besonderen Anlässen getragen haben, ein Musikinstrument, auf dem wir gespielt und andere erfreut haben, ein Bild, das wir gemalt und verschenkt haben, Erinnerungen an uns, wie wir anderen in ihrer Not beistehen konnten – was auch immer.

„Wenn ich tot bin, bin ich weg. Dann ist alles vorbei." – „Ist mir doch egal, was nach meinem Tod mit mir passiert!" – „Ich hoffe, dass ich in meinen Kindern weiterlebe." – „Ich glaube, dass ich bei Gott sein werde." – „Ich genieße das Leben; wenn Schluss ist, ist Schluss." – „Ich hatte ein schönes Leben, aber jetzt möchte ich sterben."

So oder ähnlich lauten die Äußerungen von Patienten, die mir in meinem Klinikum begegnen. Manche Sätze erschrecken mich, machen mich traurig oder lassen mich die Hoffnungslosigkeit spüren, die aus ihnen spricht. Andere ermutigen mich. Und ich spüre: Das Sterben und der Gedanke an den Tod haben viel mit dem Leben zu tun, das ein Mensch führt. Das Sterben gehört mir. Ich beobachte das bei den Patienten. Jedes Sterben ist anders – und es ist lebendig. Ich ahne und spüre es: Mein Sterben darf ich mir nicht nehmen lassen und zum Glück entzieht es sich auch dem Zugriff. Mein ganzes Leben kann erfüllt sein von Entfremdungen, Zerwürfnissen oder Unfreiheiten, mein Sterben gehört nur mir allein, auch wenn viele versuchen, es mir zu entziehen.

Heutzutage stirbt man den „weißen Tod" in der Klinik, jedenfalls zu 75 %. Das Sterben ist hygienisch geworden. Viele Menschen sterben angesichts von Unbekannten. Gewiss wäre es ungerecht und auch falsch, den Krankenhausärzten und dem Pflegepersonal jegliches Mitgefühl abzusprechen, wie es manchmal geschieht. Andererseits müssen sie doch, um des eigenen seelischen Überlebens willen, innerlich vom Sterben des anderen auf Abstand gehen.

Diese Distanz und der enorme wirtschaftliche Druck, der sich in Stellenstreichungen niederschlägt, verursachen zu einem großen Teil die Geschäftigkeit auf den Stationen, die Schwerkranke beherbergen. Die moderne Medizin muss, wenn sie überhaupt effizient sein will, weitgehend mitmenschliches Gefühl durch rationales Verhalten ersetzen. Muss sie dies wirklich?

Die Geschäftigkeit kennzeichnet jedoch meiner Beobachtung nach keineswegs nur das Verhalten der Medizin zum Sterben, sondern in weit höherem Maß jenes der Gesellschaft im kollektiven wie auch im individuellen Sinne.

Die Medizin ist ja immer in die gesellschaftlichen Bedingungen eingebettet, sie vertritt die vorherrschende Einstellung und wird von ihr bestimmt. Der Glaube an die Machbarkeit der Dinge, an die Allmacht der Technik, der Biogenetik und Biochemie ist fester Bestandteil unserer modernen Weltanschauung. Diese bestimmt weitgehend auch das durchschnittliche alltägliche Verhalten vieler Menschen gegenüber dem Tod, den sie je als ihren eigenen zu bestehen haben. In vielen Bereichen des Lebens kann ich mich vertreten lassen, niemals jedoch im Sterben. Doch wer bin ich in einer Gesellschaft, in der nur jenes Mitglied noch „Wert" hat, das auch Funktionen erfüllen kann?

Die vielen Verhaltensweisen der Todesverleugnung sind uns bekannt. Das völlige Aufgehen des Menschen im Leistungs- und Konsumzwang, das süchtige Raffen materieller Güter, die Gier nach einem aktiven Ausfüllen der Freizeit, verbunden mit der maßlos übertriebenen Wertschätzung von Arbeit, Ehrgeiz und Erfolg, sind nur oberflächliche Anzeichen der Flucht vor dem Sterbenmüssen. Es ist eben nicht die Hinwendung zu einem wahrhaft menschlich gelebten Leben in Harmonie und Gelassenheit, in dem sowohl Leistung als auch Genuss ausgeglichen ihren Platz hätten. Das Verhältnis zum Leben und erst recht zum Sterben ist gestört, jedenfalls bei einem großen Teil unseres sozialen Umfelds. Das vorrangige Gefühl dabei ist die Angst, etwas zu versäumen, das Leben „ungenutzt" an sich vorüberziehen lassen zu müssen.

Das soziale Sterben beginnt mitten im Leben. Ich denke an einen Mann, der mit Mitte fünfzig seine Arbeit verloren hat. Als wertvolles Mitglied dieser Industrie- und Leistungsgesellschaft ist er damit bereits gestorben. Zehn Jahre später verliert er seine Ehefrau und wird krank, kommt ins Krankenhaus oder Pflegeheim und verliert einen Großteil seiner Identität. Das wirft die Frage auf: „Wie kann sich der Mensch in dieser seiner Umgebung und von dieser her verwirklichen - auch im Sterben?" Und diese Frage stellt sich um so dringlicher, wenn der Bezug zu jeglicher Transzendenz, also zu dem, was in den Religionen „Gott" genannt wird, verlorengegangen ist.

Jeder Verlust kann Verzweiflung auslösen, weil er unsere Identität beschädigt, weil er die Beziehung zwischen uns und unserer Umgebung stört und zerstört. Wir alle – jedermann! – sind bemüht, möglichst weitgehend so zu sein, wie alle Mitmenschen sind und doch zugleich ganz anders zu sein, eben einzigartig, möglichst wie niemand sonst.

Wir leben in Häusern und Wohnungen, bewegen uns aufrecht, tragen Kleider, arbeiten und schaffen – kurz: Wir sind wie jedermann, und doch sind mein Haus, meine Wohnung, meine Kleider, mein Gang usw. gänzlich verschieden von anderen, nur für meine Person charakteristisch. Verliere ich auch nur den geringsten Teil von dem, was mich auszeichnet, oder von dem, was mich mit anderen gleichmacht, ist mein Leben bedroht. Je mehr ich verliere, je weniger mir noch bleibt, desto mehr bin ich tatsächlich verwiesen auf meinen schwachen Glauben und auf die wenigen guten Taten, die ich vollbringen konnte. Der Entfremdung vom existenziellen Leben, also von einem Leben, in dem ich Freiheit und

Verantwortung für das, was mir aufgetragen ist, gestalte, dieser Entfremdung von meinem je nur von mir verantworteten Leben entspricht die Entfremdung meines Sterbens in unserer Kultur:

„Jetzt wird in 559 Betten gestorben. Natürlich fabrikmäßig. Bei so enormer Produktion ist der einzelne Tod nicht so gut ausgeführt, aber darauf kommt es auch nicht an. Die Masse macht es. Wer gibt heute noch etwas für einen gut ausgearbeiteten Tod. Niemand. Sogar die Reichen, die es sich doch leisten könnten, ausführlich zu sterben, fangen an, nachlässig und gleichgültig zu werden; der Wunsch einen eigenen Tod zu haben wird immer seltener, eine Weile noch, und er wird ebenso selten sein wie ein eigenes Leben."

So beschreibt Rainer Maria Rilke bereits 1910 die Situation.

Gewiss gibt es heute viele hoffnungsvolle Zeichen dafür, dass Menschen ihr ganz eigenes Sterben leben und ihren eigenen Tod finden können – ich denke an die Einrichtung von Palliativstationen, die Hospizbewegung, das Bemühen von Stationsleitungen, ihren Patienten ein würdevolles Sterben zu ermöglichen sowie die Bereitschaft mancher Familien, ihre todgeweihten Eltern zu Hause sterben zu lassen; und auch eine solche Tagung wie diese zeigt ja die Offenheit und Bereitschaft vieler Mitarbeiter/innen und Helfer/innen, das Sterben und den Tod als Teil des Lebens zu sehen und damit Gestaltungsräume zu schaffen. Da ist in den letzten Jahren viel in Bewegung geraten, auch wenn unsere Gesellschaft diese Thematik weiterhin verdrängt und so lebt, als wäre der Mensch ewig jung und unsterblich.

Wenn wir versuchen, uns gedanklich in unser eigenes Sterben zu versetzen, wird uns jetzt wohl kaum dasselbe einfallen wie im Augenblick des Lebensendes selbst. Vielleicht gelingt es uns aber doch besser, die Gefühle und Bewegungen nachzuempfinden, von denen Sterbende erfüllt sind. Dennoch: Niemand kann sein Sterben vorher einüben. Jedoch: Das Leben können wir einüben, vielleicht nur zwanzig Jahre lang, vielleicht aber auch neunzig Jahre lang. Und Sterben ist Teil des Lebens, es ist ein Hinübergehen, ein Aus-der-Welt-Treten, wobei sich leicht die Frage aufdrängt: Wohin geht ein Mensch, wenn er stirbt? Kinder stellen diese Frage noch häufiger als Erwachsene. Also: Sterben ist ein Weg, ein letzter Weg, es ist mein ureigenster Weg. Dieser Weg ist einmalig und unverwechselbar. Jeder Mensch hat seine ganz persönliche Art, diesen Weg zu beschreiten. Und so wie das Leben letztlich ein Geheimnis ist, so ist es auch das Sterben. Die Frage, was das Leben zusammenhält, versucht jeder nach seiner eigenen Theorie oder Weltanschauung zu beantworten, falls er sie überhaupt stellt. Dies ist nicht nur eine religiöse Frage, sondern eine existenzielle, d.h., es ist die Frage nach dem Wozu und dem Wofür, die sich dahinter verbirgt.

Um uns die Lebendigkeit des Sterbens vor Augen zu halten, müssen wir uns die Situation einer Geburt vorstellen. Ein Mensch tritt in diese Welt ein. Hierfür stelle ich mir ein Geburtszimmer vor, mit gedämpftem Licht, wohnlich und warm. Atemnot, Beklemmung, das unsanfte In-die-Welt-Fallen können das Grundgefühl nicht aufheben, das da sagt: Du bist uns willkommen. Und so ist es vielleicht auch umgekehrt möglich, mit dieser Liebe, mit dieser warmen Behausung den Sterbenden zu umfangen in seiner Angst; ihm zu vermitteln: Auch wenn du uns jetzt verlässt, du warst uns willkommen und du bedeutest uns etwas.

Wenn uns ein Mensch oder eine Beziehung verlorengeht, fühlen wir uns oft wie am Ende. Ist das eine Sterbeerfahrung? Ich glaube ja, denn es sind doch die besonderen sozialen Beziehungen, die uns zu jener unverwechselbaren Person machen, die es nur einmal gibt: „meine Frau", „mein Mann", „meine Kinder", „meine Freunde", „meine Kollegen" – sie alle gehören zwar nicht mir, aber doch zu mir; ich bin nicht mehr dieser Mensch, wenn diese anderen nicht mehr zu mir gehören, nicht mehr bei mir sind. Die Gegenwart eines Menschen, seine „Gegenständlichkeit", beschreibt also ein Gegenüber, an dem ich mich auch reiben kann – körperlich, zärtlich, aber auch mit Widerstand. Und jeder Mensch, der mir verloren geht, lässt mich zu einem Opfer „sozialer Euthanasie" werden, zu einer Beendigung jeder sozialen Lebensverlängerung. Die Beziehungen zu meiner Umwelt, die Familie, der Freundeskreis, die beruflichen Kontakte – sie alle sind immer gleich vielfältig. Mit dem einen Menschen gehen mir viele Personen verloren: mit dem Ehemann z. B. der Gefährte, der Buchhalter, der Handwerker, der Zuhörer, der Babysitter, der Organisator, der Sexualpartner.

Deshalb heißt Sterben Sich-Erinnern und Loslassen der Menschen, mit denen ich gelebt habe, denen ich etwas bedeutet habe und die mir etwas bedeutet haben. Das gilt auch für die persönlichen Dinge unseres Lebens, die Dinge, die unser Leben ausmachen. Ich erinnere mich an einen Aids-Patienten: Sein sehnlichster Wunsch war, noch einmal nach Hause in seine Wohnung zu kommen, um von seiner Schellackplattensammlung Abschied zu nehmen.

Der Ruf des Menschen nach diesen Dingen ist ein Schrei nach der Fortdauer dieses Lebens. Eigentum bedeutet soziale Zugehörigkeit, Werthaftigkeit, Macht und Verfügungsgewalt. Deshalb ist es wichtig, die Dinge in unserer Nähe zu haben, die unser Leben bereits längere Zeit begleitet haben: eine Fotografie, ein Ring, eine Kette, eine Taschenuhr, ein Buch, aber auch die Tiere, mit denen man gelebt hat. Gegenüber den Dingen bleibt der sterbende Mensch oftmals viel länger „aktiv" als gegenüber den Menschen, vielleicht, weil sie sehr viel stiller halten als diese: Sie kann man drücken und streicheln, sie kann man aber auch „bestrafen" und ihnen „weh tun".

Das Schwierigste ist jedoch das Gefühl, wenn ein Sterbender sich selbst, also sein eigenes Selbstwertgefühl verliert. Das heißt, ich verliere das Gefühl für mich, weil ich selbst mit meiner mir eigenen Art, auf das Leben zu antworten, nicht mehr gefragt bin. Meine Art zu lachen oder die Dinge beim Namen zu nennen, meine Art nachzufragen oder die Hand zu geben, all dies spielt plötzlich gar keine Rolle mehr. Und das macht einsam, wenn dazu noch die äußerlichen Gegebenheiten wie gesellschaftliche Stellung, Geld, Besitz und Leistungsvermögen wegfallen oder nicht mehr tragen.

Manchmal passiert es, dass einem Sterbenden der Tod vorweggenommen wird, indem man ihn wie eine lebende Leiche behandelt, die man zwar zurechtmacht und versorgt, von der aber nichts mehr erwartet wird. Wer krank, hinfällig, pflegebedürftig wird, der verliert zumeist die Entscheidungsgewalt über sich selbst, wird ohnmächtig. Andere Menschen, oft fremde, und Verordnungen entscheiden über ihn. Am liebsten würde solch ein Mensch sich selbst sterben lassen. Ganz sicher ist dies nicht die ersehnte Idealvorstellung von unserem eigenen Sterben, so behandelt zu werden, als wären wir nur noch eine „Sache", ein Fall, ein Sterbefall.

An dieser Stelle wäre zu fragen, welches sind denn unsere Bedürfnisse, wenn wir ans Sterben denken oder besser: Welches könnten sie sein? Auch dies wird uns erst bewusst, wenn wir das Sterben anderer beobachten. Da sind zunächst die Bedürfnisse des Körpers, genug zu trinken und zu essen zu bekommen, genügend Schlaf, eine bequeme Lagerung, vom Schleim befreite Atemwege. Dazu gehört aber auch eine beruhigende Ausstrahlung des Raumes zu Hause oder im Krankenhaus, eine behagliche Atmosphäre durch Musik, Wärme und Farben. Da ist das Bedürfnis nach Sicherheit, dass jemand da ist, der verlässlich mir zur Seite steht. Jemand, der mir die Tasse zum Trinken reicht oder die Schale, wenn ich mich übergeben muss, der auch meine Fragen beantworten kann. Dazu gehören ebenso die Bedürfnisse nach Achtung und Liebe, dass meine Person respektiert wird, dass meine Gefühle der Sorge und Zuneigung ernst genommen werden, dass Freundschaften und die Liebe zum Partner bis in den Tod andauern. Dass es mein gutes Recht ist, gepflegt auszusehen, wenn es mir oder meinen Angehörigen wichtig ist. Dazu gehört auch die Wahrung einer angemessenen Anrede (also nicht mit dem vertraulichen „du" angesprochen zu werden) und auch, keine Befehle empfangen zu müssen („Nun trinken Sie doch schon!"). Und schließlich: das Bedürfnis nach Selbstbestimmung, d.h., dass ich ernst genommen werde mit meinen Wünschen und Zielen, mit meinem Kampf mit dem Tod und dem Abschied, dem ich entgegengehe. Zu reden wäre auch von der Angst vor dem Sterben, vor dem Tod.

Viele Menschen verbinden mit dem Gedanken ans Sterben die Angst vor den Schmerzen, vor der Einsamkeit bzw. Vereinsamung, die Angst vor der Hilflosigkeit und Abhängigkeit von anderen Menschen. Auch hier ist es wichtig, diese Ängste ernst zu nehmen und nicht herunterzuspielen. Wenn sich die Lebensmöglichkeiten verengen, wenn sich die Chancen für eine „angenehme" Lebensgestaltung verringern – „Angst" und „Enge" haben ja nicht nur sprachliche Verwandtschaft – dann vergrößert sich die Angst. Sie gewinnt Raum, wenn wir die Furcht besiegt haben: die Furcht vor der Bewusstlosigkeit im Sterben, vor den Schmerzen, vor dem Alleinsein.

Dahinter liegt oftmals auch das Gefühl, nicht richtig gelebt zu haben, es versäumt zu haben. Der größte Schmerz im Sterben ist das Alleinsein, sagt man. Deshalb ist Sterbensangst oftmals ein Abwehrmechanismus gegenüber den vielen Trennungen unseres Lebens, also Trennungsfurcht. Wenn die Umgebung des Sterbenden jedoch fähig ist, durch Freundschaft, Liebe, Zuneigung und Zärtlichkeit das Furchtbare zurückzudrängen, dann wird die Enge weiter, die Angst geringer. Dann erweist sich, dass die Liebe auch über den Tod hinaus Bestand haben wird. Deshalb ist es falsch zu sagen: „Du darfst keine Angst haben", sondern eher: „Mir wäre wohl auch Angst. Hilf mir, deine Angst mit dir zu tragen."

„Jemanden lieben heißt ihm sagen: Du wirst nicht sterben!", sagt Gerd Marcel. Dies gilt auch für die tiefste Dimension unseres Lebens, die uns aufnimmt in eine letzte Geborgenheit. Diese Gewissheit ist jedoch in weiten Teilen unserer Gesellschaft verlorengegangen. Im christlichen Glauben wird uns bezeugt: Gott hat Jesus Christus auferweckt von den Toten. Christenmenschen sind gewiss, dass sie eines Tages teilhaben werden an dieser Auferweckung von den Toten. Sie glauben und hoffen, dass

Gott sie als ganzen Menschen, also mit ihrer eigenen Personalität auferwecken wird zu einem neuen Leben in Gemeinschaft mit ihm. Denn Er will das Leben, das erfüllte, geheilte und befreite Leben, das Er uns Menschen in Jesus Christus schenken will. Er will uns aus der Verhältnislosigkeit, aus dem Tod also befreien. Wenn ein Mensch weiß, wie sehr Gottes Liebe befreit, weil sie wiedergutmacht, weil sie immer gegeben ist, weil sie den Tod überdauert, dann braucht der Mensch nicht mehr dem Geliebtwerden nachzujagen, dann versteht er sich als befreit, andere zu lieben. Wer nicht mehr nach Bestätigungen suchen muss, dass er geliebt wird, der kann nicht anders als selbst zu lieben. Für den gläubigen Menschen ist also Gott der Beweis dafür, dass wir nicht im „Reich der Toten" zurückgelassen werden, sondern dass der persönliche Jesus Christus uns Begleiter sein wird, wenn die Menschen den Weg nicht mehr mitgehen können; denn er allein hat die Schmerzen und Ängste des Todes endgültig überwunden für uns, so dass sie keine Macht mehr über uns haben. So zeigt sich, dass die beste Einübung ins Sterben die Einübung ins Leben ist. Im Sinne eines Lebens, das über den Tod hinaus weist, ist es das Einüben der Liebe, die das Beste für den Anderen sucht, im Persönlichen wie auch darüber hinaus.

Die Endlichkeit des Lebens macht es dringlich. Verbunden mit der Hoffnung, dass der Tod nicht das letzte Wort haben wird, ist es die Liebe, in der wir uns in unserer begrenzten Lebenszeit zu bewähren haben; und selbst dann, wenn wir sie uns selbst und anderen schuldig bleiben, bleibt für den Glaubenden das Ja Gottes bestehen, das unser Leben vor dem Abgrund, vor dem Nichts bewahrt. Dafür steht das Leben und Sterben des Jesus von Nazareth und sein Sieg über den Tod.

7.3.1 Fragen für ein Selbstgespräch

Legen Sie sich entspannt hin und atmen Sie tief ein und aus! Versuchen Sie zu erfassen, dass Sie Leben aufnehmen und Leben von sich geben. Denken Sie daran, dass dieser Atemzug Ihr letzter sein könnte und erleben Sie dann ganz anders den nächsten Atemzug! Legen Sie sich ausgestreckt hin und lassen Sie Ihre Arme entspannt neben sich liegen. Nun wählen Sie einige Fragen vom Blatt aus und versuchen Sie, diese zu beantworten:

1. Hast du schon einmal gemeint, dass du stirbst und was ist dir dabei eingefallen: was du hinterlässt, die Weltlage, eine Landschaft, dass alles vergänglich ist, was ohne dich nie zustandekommen wird, die Unordnung in den Schubladen?

2. Möchtest du lieber mit Bewusstsein sterben oder überrascht werden von einem herabfallenden Ziegel, einem Herzschlag, einer Explosion usw.?

3. Überlege: Wenn du entscheiden könntest: Welche Jahreszeit, welches Zimmer, welchen Platz würdest du für dein Sterben wählen und warum?

4. Wen möchtest du bei deinem Sterben dabei haben?

5. Hast du Angst vor dem Tod, wenn ja, seit welchem Lebensjahr? Hast du keine Angst vor dem Tod (weil du materialistisch denkst, weil du nicht materialistisch denkst), aber Angst vor dem Sterben?

6. Versuche, einen Nachruf auf dich zu schreiben: „Das war ich."

7. Was würdest du tun, wenn du nur noch einen Tag zu leben hättest? Beginne den nächsten Tag mit dem Versuch, ihn so zu leben, als wäre er dein letzter Tag. Versu-

che dann am morgigen Abend eine kleine Besinnung, was an diesem Tag anders gewesen ist als an anderen Tagen: Wieviel Liebe ist dir gelungen?

7.3.2 Ergebnisse und Erfahrungen aus dem Workshop

Im zweiten Teil des Workshops setzte ein fruchtbares Gespräch ein, aus dem ich hier einige wichtige Beiträge wiedergebe. Auf die Frage: „Welchen Platz möchtest du für dein Sterben wählen?", äußerte eine Teilnehmerin den Wunsch, „draußen" zu liegen. Es kann auf einer Wiese sein oder einer Terrasse, ein Platz im Garten oder am See. Sie meint nicht unbedingt einen Ort fernab der Menschen und ihren Häusern, vielmehr ist ihr der Blick in den freien Himmel wichtig. Andere Teilnehmer/innen wünschen sich das eigene Zuhause als Raum des Sterbens. Als Jahreszeit bevorzugen mehrere von ihnen den Frühling oder den Sommer.

Interessant ist auch die Veränderung, die eine Teilnehmerin im Hinblick auf die Vorstellung von der Art und Weise ihres Sterbens erlebt hat. Früher wünschte sie sich einen plötzlichen, einen unverhofften Tod. Heute möchte sie lieber bewusst Abschied nehmen.

Jemand äußerte auch die Absicht, allein zu sterben. Besonders eindrucksvoll für mich war die Erzählung einer Teilnehmerin, die beschrieb, wie sich seit dem Tod eines nahen Familienangehörigen ihr ganzes Leben verändert hätte: Vieles, was früher wichtig war, sei nunmehr nebensächlich geworden; vor allem die Frage, „was denn die Leute denken", sei bedeutungslos geworden für die eigenen persönlichen Entscheidungen. Allerdings führe dies zu manchen Diskussionen innerhalb ihrer Familie, weil nicht alle Familienmitglieder diesen Schritt, diese Erfahrung nachvollziehen könnten.

Ausführlich wurde das Thema „Sterben im Krankenhaus" besprochen. Hier wurden ganz unterschiedliche Umgangsweisen beschrieben: der routinierte Stationsablauf, bei dem sehr schnell über den Tod hinweggegangen wird (Berührungsangst) und das bewusst gestaltete Sterben in einem konfessionellen Haus.

Den eigenen Nachruf schreiben zu sollen, empfinden viele Teilnehmer/innen als schwierig. Jedoch ergab sich darüber ein aufschlussreiches Gespräch. Fragen wie die folgenden spielten dabei eine Rolle: Was wollte ich in meinem Leben erreichen? Was habe ich erreicht? Wie sehe ich mich im Unterschied zu meinen Mitmenschen? Ebenso wurde die Schwierigkeit thematisiert, der eigenen Endlichkeit ins Auge zu sehen.

Literatur

Literaturverzeichnis kann beim Verfasser erfragt werden.

8 Auswertung der Tagung „Leben bis zuletzt – Finalversorgung von Tumorkranken"

Gudrun Thielking-Wagner, Jana Ehrlich

8.1 Einleitung

Am 18. und 19. Februar 2000 fand die erste für das Land Brandenburg durch die Landesarbeitsgemeinschaft Onkologische Versorgung Brandenburg e. V., kurz LAGO, organisierte landesweite onkologische Tagung statt. Sie wurde zum Thema „Leben bis zuletzt - Finalversorgung von Tumorkranken" in Potsdam durchgeführt. Angesprochen waren Ärzte und Ärztinnen, Pflegende und psychosoziale Fachkräfte aus dem niedergelassenen und klinischen Bereich. Die Einladung stieß auf große Resonanz: Insgesamt folgten ihr 160 Personen aus den angesprochenen Berufsgruppen. Die räumlichen Kapazitäten für die Tagung waren damit ausgeschöpft.

Im thematischen Mittelpunkt der Veranstaltung standen die spezifischen Anforderungen bei der Behandlung, Pflege und Betreuung von Patienten mit Krebs, die in der Endphase ihres Lebens oft besonderen Belastungen durch die mit ihrer Erkrankung einhergehenden körperlichen, psychischen und sozialen Veränderungen unterliegen. Die Auseinandersetzung mit diesem Thema und der Austausch von Erfahrungen sollten dazu beitragen, die Belange von betroffenen Patienten, Patientinnen und deren Angehörigen zu verdeutlichen und weiterhin zu verbessern sowie das Wissen um die letzte Lebensphase eines jeden Menschen zu vertiefen.

Um herauszufinden, in welchem zahlenmäßigen Umfang die Zielgruppen vertreten waren, wie diese die Praxisrelevanz der Konferenz einschätzten, ob die Veranstaltung insgesamt den Erwartungen und Vorstellungen der Beteiligten entsprochen hat und wo nach deren Auffassung der thematische Bedarf für künftige onkologische Fortbildungsveranstaltungen bzw. Fachkonferenzen liegt, führte die LAGO im Anschluss an die Veranstaltung eine schriftliche Befragung auf der Grundlage eines an alle Teilnehmerinnen und Teilnehmer versandten Fragebogens durch. Dieser beinhaltete zusammenfassend Fragen zur Person, zu den Vorträgen und Workshops sowie zur Organisation der Tagung und ließ Platz für eine Gesamtbewertung sowie Kritik und Verbesserungsvorschläge.

Die Befragung war anonym und freiwillig. Eine Rückmeldung in Form des ausgefüllten Fragebogens erfolgte von 71 Personen, also 44,4 % der Tagungsteilnehmerinnen und -teilnehmer. Dabei waren 83 % der Antwortenden weiblich.

8.2 Teilnehmer und Teilnehmerinnen

Die Konferenzteilnehmerinnen und -teilnehmer stammten nach den Evaluationsergebnissen überwiegend aus dem Land Brandenburg. Zwei Drittel von ihnen gehörten der Altersgruppe der 30- bis 50-Jährigen an.

Das Veranstaltungsprogramm hat insbesondere Vertreter und Vertreterinnen der Pflegeberufe angesprochen: Diese Berufsgruppe war mit 50 % der Beteiligten am stärksten repräsentiert. Darüber hinaus kamen jeweils 16 % der Teilnehmenden aus der Medizin und den psychosozialen Berufen; die Pädagogik war mit knapp 10 % vertreten, die restlichen 8 % der Teilnehmenden kamen aus sonstigen Berufsfeldern (s. Abb. 1). Diese quantitative Zusammensetzung der Berufsgruppen war augenscheinlich und wurde von Einzelnen der Befragten kritisch angemerkt: sie vermissten eine größere Beteiligung von Ärztinnen und Ärzten sowie von Verantwortlichen aus übergeordneten Einrichtungen, wie Ministerien und Krankenkassen.

Was den Arbeitsort anbetrifft, war der Klinikbereich anteilmäßig am stärksten vertreten: 27 Personen, also 38 % der Antwortenden gaben an, in einem Krankenhaus zu arbeiten. Insgesamt 20 Tagungsteilnehmer und -teilnehmerinnen (gut 28 %) kamen aus Pflegeeinrichtungen oder einer Arztpraxis. 15 Personen (21 %) hatten ihren Arbeitsplatz in einer psychosozialen Einrichtung bzw. Beratungsstelle, einer Bildungs- oder sonstigen Institution. Verantwortliche aus Krankenkassenverbänden und Behörden waren mit zusammen fünf Personen – und damit lediglich 7 % der Rückmeldungen – vergleichsweise unterrepräsentiert. Von vier Personen erfolgten keine Angaben zu ihrem Arbeitsort (s. Abb. 2).

8.3 Vorträge und Workshops

Die Tagung umfasste Vorträge zu den folgenden sechs Themenschwerpunkten:

- Medizin und Sterben
- Sterbende pflegen
- die Bedeutung der Kommunikation
- Kooperation aller an der Finalversorgung von Tumorkranken beteiligten Organisationen
- Sterben und Tod am Anfang des Lebens
- Trauer

Außerdem wurden drei zu den Vorträgen parallel stattfindende Workshops zu den Themen „Tumordokumentation im Land Brandenburg", „Trauertanz" und „Einstellungen zu Sterben und Tod oder: Wie möchtest DU sterben?" angeboten. Die Kombination Referate - Workshops stieß zumeist auf eine breite Akzeptanz.

Als positiv bewertet wurde dabei mehrfach, dass die Einbindung von Workshops dazu beitrug, eine größere Praxisnähe herzustellen. Wenige kritische Stimmen verwiesen auf die zeitliche Überlagerung von Vorträgen und Workshops, die bei den Beteiligten offenbar teilweise zu Entscheidungsschwierigkeiten führte.

Die Vortragszeit betrug bei fast allen Referaten jeweils 30 Minuten, davon waren zehn Minuten für Diskussionen vorgesehen. Die Tagungsteilnehmenden beurteilten diese zeitliche Aufteilung als angemessen. Auch die Diskussionsrunden wurden in der Mehrzahl als zeitlich ausreichend und darüber hinaus überwiegend als inhaltlich bereichernd dargestellt. Besonders gelobt wurde an dieser Stelle die bis auf lediglich eine Ausnahme erreichte Einhaltung des vorgegebenen Zeitplanes.

Die Auswahl der einzelnen Vorträge und Workshops ist bei den Befragten insgesamt auf eine positive Resonanz gestoßen. So betrafen die Antworten zur Frage: „Hat Ihnen etwas besonders gefallen?", vorwiegend den Bereich der Themenauswahl und -vielfalt.

Welcher Berufsgruppe gehören Sie an?

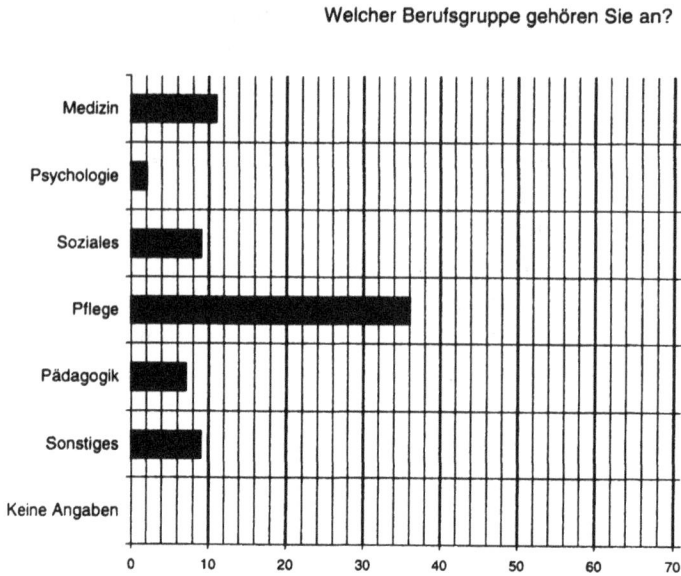

Abb. 1: Berufszugehörigkeit der Tagungsteilnehmer und -teilnehmerinnen.

In welcher Einrichtung arbeiten Sie?

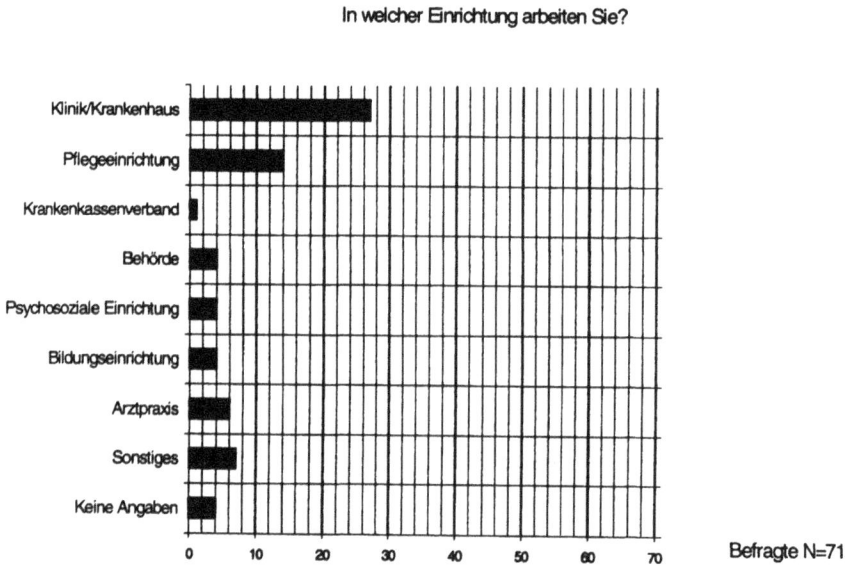

Abb. 2: Arbeitsort der Tagungsteilnehmerinnen und -teilnehmer.

Die Referenten und Referentinnen erhielten von den Befragten mehrheitlich die Schulnoten 1 und 2. Mit einigem Abstand folgte in der Bewertung auch ein „befriedigend“. Nur in Ausnahmefällen waren Befragte mit den Vorträgen unzufrieden und erteilten die Note 4 oder auch 5. Analog zeigen sich die Ergebnisse zur Zufriedenheit mit den Vorträgen und Workshops: Am häufigsten wurde mit „gut“ bewertet, dicht gefolgt von „sehr gut“. Gelegentlich wurden die Noten 3 und 4 vergeben, ein „mangelhaft“ jedoch nicht. In der Gesamtbewertung wurden einzelne Vorträge, Themenblöcke und Workshops noch einmal besonders herausgestellt und für sehr gut befunden; zu einigen wenigen gab es kritische Anmerkungen. Insgesamt beurteilten die meisten Befragten die Vortrags- und Workshopinhalte als interessant und verständlich. Alles in allem überwiegen deutlich die positiven Kommentare.

Die Antworten zur Frage nach der Praxistauglichkeit der Vorträge und Workshops deuten bereits den Eindruck einer gelungenen Veranstaltung an: Hier wurden in erster Linie die Schulnoten „sehr gut“ bis „gut“ vergeben, nur vereinzelt erschienen die Noten 3 und 4. Eine mangelhafte Bewertung wurde nicht erteilt.

8.4   Organisation

Die Fachkonferenz wurde in den Tagungsräumen des Hotels „Voltaire“ in der Landeshauptstadt Potsdam durchgeführt. Ca. 53% der Antwortenden erhielten eine direkte Einladung. Weitere 34% erfuhren von der Veranstaltung auf dem Dienstweg. Die restlichen Informationsquellen   waren   die   Presse,

Handzettel, Plakate und persönliche Information.

Die Frage nach der Zufriedenheit mit dem Veranstaltungsort ergab eine positive Einschätzung von über der Hälfte (65%), die mit „sehr zufrieden“ antworteten. Weitere 25% urteilten mit „gut“. Die verbleibenden 10% gaben hierzu keine Bewertung ab bzw. erteilten je einmal die Note 3 und 4. Lediglich einzelne Stimmen äußerten sich kritisch zu logistischen Problemen, wie Parkplatzmangel oder technischen Unzulänglichkeiten, z.B. schwer lesbaren Folien in Höhe der letzten Stuhlreihen des Tagungsraums.

Insgesamt wurde aber die sehr gute Organisation und Atmosphäre des Veranstaltungsorts besonders betont.

8.5   Gesamtbewertung und Ausblick

Die Frage, inwieweit die Tagung den Erwartungen der Anwesenden entsprochen hat, beantworteten insgesamt 90% der Befragten mit „sehr gut“ oder „gut“. Diese Aussage in Verbindung mit den oben gezeigten Ausführungen – insbesondere auch zur hohen Praxisrelevanz der Tagung – unterstreichen das Ergebnis einer äußerst gelungenen und erfolgreichen Veranstaltung der LAGO.

Dennoch sollen nicht die kritischen Punkte außer Acht gelassen werden, die die Evaluation herausgearbeitet hat. So ist für künftige Fachkonferenzen die Erhöhung des Prozentsatzes der Beteiligung von Ärztinnen und Ärzten sowie der Verantwortlichen aus Krankenkassen und Behörden anzustreben. Dieses Ziel könnte zum einen durch eine zielgruppenorientiertere Werbung bzw. Information erreicht werden. Ein speziell für das medizinische Personal in Frage kommender Anreiz zur Teilnahme wäre zum anderen die Anerkennung und Zertifizierung einer solchen Fachkonferenz als ärztliche Fortbildungsveranstaltung durch die Landesärztekammer. Dieser Aspekt wird in die Planung künftiger onkologischer Tagungen der LAGO einbezogen werden.

Ein ähnliches Problem zeigt der Blick auf die geschlechtsspezifische Zusammensetzung der Beteiligten: Der überaus hohe Überschuss an teilnehmenden weiblichen Personen – der nicht etwa ohne weiteres auf eine entsprechende Verteilung von Männern und Frauen in den angesprochenen Berufsgruppen zurückgeführt werden kann – sollte als ein Hinweis darauf gewertet werden, dass die Themenauswahl männliche Personen offenbar weniger angesprochen hat. Hier wären einige grundsätzliche Überlegungen notwendig, da ein höherer Frauenanteil bei Veranstaltungen dieser Art häufig zu beobachten ist.

Schließlich ist für die Planung weiterer Veranstaltungen zur Thematik „Finalversorgung von Tumorkranken" festzuhalten, dass von den Beteiligten genannte Inhalte wie insbesondere „adjuvante Behandlungsmöglichkeiten", „Sterbehilfe", „Angehörigenarbeit", „Hospizarbeit", „Aufklärung der Bevölkerung über Probleme von Krebskranken in der Finalphase" und „Anregungen für Kommunikation mit sterbenden Patienten" besondere Beachtung finden sollten.

Als Anregung für künftige onkologische Fachkonferenzen der LAGO wurden die Tagungsteilnehmenden nach dem laut ihrer Auffassung aktuell dringendsten Diskussions- und Fortbildungsbedarf gefragt. Zusammenfassend nannten sie die folgenden Themenbereiche:

– Schmerztherapie, Schmerzdokumentation
– Ernährungstherapie
– Überleitungspflege
– ärztliche Entscheidungen in Grenzsituationen
– Krebs bei Kindern
– Notfälle in der Onkologie
– Betreuung von Tumorpatienten in der Finalphase
– Umgang mit Angehörigen und deren Einbeziehung in die Behandlung von Krebspatienten
– häusliche Versorgung von Tumorkranken,
– Verbesserungen im Umgang mit Bürokratie und Versorgungsengpässen (Budgetierung)
– onkologische Netzwerke
– Verbesserung der Kooperation der beteiligten Berufsgruppen, Abbau von Hierarchien, Betonung der Bedeutung der interdisziplinären Zusammenarbeit, Verbesserung der Zusammenarbeit von Hausärzten und -ärztinnen mit Pflegenden
– Bedeutung der Kommunikation (Personal – Patienten)
– psychoonkologische Versorgung
– Hilfe von Selbsthilfegruppen
– Sinn und Unsinn der Nachsorge, Aufgaben der Tumorzentren
– Qualitätsmanagement im Krankenhaus,
– Verbesserung der Krebsnachsorge in den ländlichen Gebieten
– Ausbau der ambulanten Beratungsstrukturen

Die Themenübersicht zeigt eine große Vielfalt an Fortbildungsbedarf. Mehrfachnennungen erfolgten insbesondere bei den Themen zur

Verbesserung der Kommunikation und Kooperation, im Bereich Schmerztherapie und
Vernetzung. Nicht nur die Erfahrungen aus
dieser Tagung zeigen, dass diese Aspekte künf-
tig verstärkt berücksichtigt werden müssen.

Die LAGO Brandenburg wird die Anregungen aufnehmen und im Rahmen von geeigneten Veranstaltungen und Aktivitäten um-
setzen.

Erste Schritte sind bereits erfolgt: Zum
Thema „Schmerztherapie" existiert seit Sommer 2000 eine auf großes Interesse stoßende
Fortbildungsreihe für Patienten und Pflegende. Entsprechende Veranstaltungen für Ärztinnen und Ärzte sind vorgesehen. Und nicht
zuletzt hat zwischenzeitlich die zweite landesweite onkologische Fachkonferenz der LAGO
Brandenburg zum Thema „Krebs und Hoffnung" bereits stattgefunden.

9 Informationen zur LAGO Brandenburg e. V.

9.1 Die LAGO Brandenburg e. V. stellt sich vor

Die Landesarbeitsgemeinschaft Onkologische Versorgung Brandenburg e. V., kurz LAGO, ist ein gemeinnütziger Verein. Sie wurde im September 1993 auf Initiative des Ministeriums für Arbeit, Soziales, Gesundheit und Frauen des Landes Brandenburg gegründet.

Ziel der LAGO ist es, die Krebsprävention und die Versorgungsstrukturen für an Krebs erkrankte Menschen im Land Brandenburg langfristig zu verbessern. Zentrales Anliegen ist es dabei, die Vernetzung der in der Onkologie tätigen Institutionen im Land Brandenburg zu fördern. Realisiert wird diese Aufgabe durch gemeinsame Projekte sowie durch die direkte, regelmäßige Zusammenarbeit der in der LAGO organisierten Mitglieder. Dieses Vereinskonzept ist in der Onkologie bundesweit einmalig.

9.1.1 Mitglieder der LAGO

- AHB- und Rehabilitationsklinik „Märkische Schweiz", Buckow
- AOK für das Land Brandenburg
- Brandenburg Klinik, Bernau
- Brandenburgische Krebsgesellschaft (BKG),
- Brandenburgisches Tumorzentrum – Onkologischer Schwerpunkt Cottbus
- Deutsche ILCO Landesverband Berlin/ Brandenburg
- Deutscher Berufsverband für Krankenpflege (DBfK)
- Frauenselbsthilfe nach Krebs Landesverband Brandenburg

- Innungskrankenkasse Brandenburg und Berlin (IKK)
- Interdisziplinärer Arbeitskreis Brandenburger Schmerztherapeuten (IABS)
- Kassenärztliche Vereinigung des Landes Brandenburg (KVBB)
- Kinderhilfe – Hilfe für leukämie- und tumorkranke Kinder e. V. Berlin-Brandenburg
- Landesärztekammer des Landes Brandenburg (LÄK)
- Landeszahnärztekammer des Landes Brandenburg (LZÄK)
- Landeskrankenhausgesellschaft Brandenburg (LKB)
- Ministerium für Arbeit, Soziales, Gesundheit und Frauen des Landes Brandenburg (MASGF)
- Nordbrandenburgischer Onkologischer Schwerpunkt, Schwedt
- Onkologischer Arbeitskreis Brandenburg/ Nordwest, Neuruppin
- Onkologischer Schwerpunkt Frankfurt (Oder)
- Onkologisches Patientenseminar Berlin-Brandenburg (OPS)
- Rehazentrum Lübben
- Seeklinik Zechlin
- Tumorzentrum Potsdam
- außerordentliches Mitglied: SR Ingrid Stolpe

9.1.2 Aufgaben der LAGO

- Entwicklung eines Aktionsprogramms zur besseren Versorgung von Tumorkranken im Land Brandenburg

– Förderung der Prävention von Krebserkrankungen
– Mitwirkung bei der Koordinierung des
  Aufbaus und der Weiterentwicklung der
  fünf brandenburgischen onkologischen
  Zentren
– Förderung und Ausbau der Kooperation
  zwischen dem ambulanten und stationären
  Bereich, der medizinischen Nachsorge und
  der stationären Rehabilitation
– Erarbeitung von Empfehlungen zur Förderung und Verbesserung der teilstationären
  Versorgung, der häuslichen Betreuung
  schwerkranker Tumorpatienten, der
  schmerztherapeutischen Versorgung, der
  psychosozialen Hilfen sowie der Selbsthilfe
– Mitwirkung bei der Entwicklung von Fort-
  bildungskonzepten für die an der Versorgung bzw. Betreuung von Krebskranken
  beteiligten Berufsgruppen
– Austausch von Informationen über wissenschaftliche Studien
– Programme und Veranstaltungen auf dem
  Gebiet der Onkologie

9.1.3 Finanzierung

Die LAGO finanziert ihre Aufgaben aus pro-
jektbezogenen Fördermitteln des Landes (derzeit ca. 30 % des Gesamtbudgets), ihren sat-
zungsgemäßen Mitgliedsbeiträgen und zu
einem großen Teil aus Zuschüssen und Spen-
den verschiedener Institutionen und Einzel-
personen.

Spendenkonto der LAGO Brandenburg e. V.:
Konto-Nr. 350 3000 320
Mittelbrandenburgische Sparkasse Potsdam
BLZ 160 500 00

9.1.4 Einige Arbeitsergebnisse

– Rahmenvereinbarung zur Sicherstellung
  der Finanzierung der fünf onkologischen
  Zentren Brandenburgs
– Orientierungshilfen zum Thema Krebs für
  das Land Brandenburg:
  Wegweiser Onkologie Brandenburg I:
  „Krebs. Was kann ich tun? Eine Orientie-
  rungshilfe für Tumorkranke, Angehörige
  und Interessierte"
  Wegweiser Onkologie Brandenburg II: „Eine
  Orientierungshilfe für Ärztinnen und
  Ärzte, Pflegende und psychosoziale Fach-
  kräfte"
– Broschüren, Plakate und Berichte zur
  Krebsprävention bei Jugendlichen, Män-
  nern und Frauen
– Erhebung zum Stand der psychoonkologi-
  schen Versorgung von Krebskranken
– Einrichtung und wissenschaftliche Be-
  gleitung von zwei Psycholog/innenstellen
  im Rahmen des durch die Deutsche
  Krebshilfe finanzierten Modellprojekts
  „Psychoonkologischer Konsiliar-Liaison-
  Dienst" im Klinikum Ernst von Berg-
  mann in Potsdam und im Klinikum
  Frankfurt (Oder)
– Beitrag zur Enttabuisierung des Themas
  „Sterben und Tod": landesweite onkologische Tagung „Leben bis zuletzt – Finalver-
  sorgung von Tumorkranken" (Februar
  2000)
- Tagung zum Thema „Krebs und Hoffnung" (Juni 2001)

Informationen zu bereits umgesetzten sowie
laufenden und geplanten Projekten können
bei der Geschäftsstelle kostenlos oder zum
Selbstkostenpreis angefordert werden.

9.2 Informationsmaterial und Servicleistungen der LAGO Brandenburg e.V.

Folgendes Informationsmaterial bietet die Landesarbeitsgemeinschaft Onkologische Versorgung Brandenburg e.V. (LAGO) zum Selbstkostenpreis oder kostenlos an:

– Vereinbarung zur Regelung der onkologischen Nachsorge im Land Brandenburg („Rahmenvereinbarung"), Dezember 1994
– Wegweiser Onkologie Brandenburg I: Krebs. Was kann ich tun? Eine Orientierungshilfe für Tumorkranke, Angehörige und Interessierte im Land Brandenburg, 3. Auflage, Dezember 1999
– Wegweiser Onkologie Brandenburg II: Eine Orientierungshilfe für Ärztinnen und Ärzte, Pflegende und psychosoziale Fachkräfte, 1. Auflage, Mai 2000
– Wegweiser Onkologie Brandenburg III: Häusliche Krankenpflege von Tumorkranken (in Arbeit)
– „Krebs? Ich doch nicht!?" – Eine Broschüre von Jugendlichen für Jugendliche, 2. Auflage, November 1999
– Bericht zum Projekt: Krebsprävention durch Gesundheitsmotivation Jugendlicher in der Altersgruppe 15 bis 18 Jahre, 1994–1996
– Bericht zur Umfrage: Stand der psychosozialen onkologischen Versorgung im Land Brandenburg, 1996
– Prävention von gynäkologischen Tumoren, Gesundheitsstadtplan für Frauen in Potsdam, 1997

– Onkologische Rehabilitationskliniken im Land Brandenburg: Ein informatives Heft für Ärztinnen und Ärzte, 1997
– Gemeinsame Sachberichte der Tumorzentren, Onkologischen Schwerpunkte und Arbeitskreise des Landes Brandenburg, Nr. 1 (1994–1996), Nr. 2 (1997), Nr. 3 (1998), Nr. 4 (1999);
– „Männersache", Plakat (DIN A 1) zum Thema Prostatakrebs, 1998
– Jubiläumsbroschüre zum 5-jährigen Bestehen der LAGO Brandenburg e.V.: 1993-1998. LAGO Brandenburg e.V. – Bilanz auf dem Weg zu verbesserten Versorgungsstrukturen für krebskranke Menschen im Land Brandenburg
– Karte der psychoonkologischen Versorgung für das Land Brandenburg (inkl. Adressen)
  Land Brandenburg komplett (DIN A 0)
  Einzelkarten für die Regionen Cottbus, Frankfurt (Oder), Neuruppin, Potsdam oder Schwedt (DIN A 2)
– Geschäftsberichte der LAGO Brandenburg e.V.

Für die Bevölkerung und alle anderen Interessierten sind außerdem bei der Geschäftsstelle der LAGO Brandenburg e.V. Broschüren zu einzelnen Krebserkrankungen erhältlich, die z.B. durch die Deutsche Krebshilfe, die BzgA, die Krankenkassen und andere Institutionen herausgegeben werden. Darüber hinaus werden regionale und überregionale Kontaktadressen an Ratsuchende vermittelt.

www.ingramcontent.com/pod-product-compliance
Lightning Source LLC
Chambersburg PA
CBHW081229190326
41458CB00016B/5728